こころのやまいのとらえかた

佐々木 淳

ちとせプレス

まえがき

精神病理や症状は一種の現象である。出来事、人間関係、体の調子や、それらに対するこころの働きによって現れてくる心理的な現象である。ここで「症状」ではなく「現象」という言葉をあえて使用するのは、「症状らしきものをネガティブなもの、修正すべきものとはじめから決めつけない」という意思の表明である。

こんなに人づき合いがうまくいかないのは自分に障害があるからじゃないだろうか、とか、全然やる気が出なくて何もできないから自分は変になってしまった、という思いを抱くことはよくあるのではないだろうか。人は自分の中で起こってくる感情や考え、できないことに違和感や苦痛を感じたり、人と比べたりしてしまう。でも、何をもって病気であると見なすことができるのであろうか？　それはどの人間にも備わっているこころの仕組みということはないのだろうか？　だとしたらそれはやまいと言えるのであろうか？　これらは案外難しい問題である。どこまでが健康で、どこからが病気なのかという問いは、専門家に投げかけてもなかなか答えられるものではない。その色分けの難しさをわかっていたとしても、それは病気だと誰かが口にするのを一度耳にしてしまうと、自分のもっている現象が病気にしか見えなくなることもある。

こころのやまいとはきわめて複雑な構成概念である。どのような視座から眺めるかによって異なる側面が見えてくる。それに見合った多層的なとらえかたをしてみる必要がある。こころのやまいという現象の仕組みを明らかにし、よりよい治療法を発展させてきたのが臨床心理学や精神医学であるが、本書はこうした知識というよりは、どちらかといえば、この現象やそれを理解するための視座や枠組み、そしてそれぞれの視座や枠組みの優れた点やそれによって見えなくなる点、こころのやまいをめぐって生じてくることなどを整理して提供するものである。つまり本書は答えを与えるものではなく、自分や他者を理解するための問いを投げかけるものである。

こころのやまいに見えるもの＝症状＝治すべきもの、と急ぎすぎると、現象の振る舞いやそれを取り巻くさまざまな動きに目が届かなくなる。そのため、この本では「症状」「病気」「異常」というインパクトのある言葉をあまり使わないようにする。そして自分や他者が変だと思いがちで、苦しみが伴いがちで、こころが原因となったり、こころや行動に現れたりする現象をひとまとめにして「こころのやまい」とぼんやり呼ぶことにする。厳密には、よく用いられる精神障害の診断基準（アメリカ精神医学会のDSM－5－TRや世界保健機関のICD－11）に存在しないものを「こころのやまい」に含めてしまうかもしれないが、何が精神障害なのかという知識ではなく、自分や他者がやまいと思いがちな現象について、多層的な理解に至ってもらうことに主眼があるので、そこにはあえてこだわらない。それよりも、現象から一度距離をとって眺めようとする姿勢は、治療者にとっても、患者さん自身にとってもよいものなのではないかと思う。

この本が届いてほしいのは、公認心理師や臨床心理士などの心理職やそれを目指す大学院生・学部生、そして「こころのやまい」という響きに何かを感じる一般のかたがたである。大学院生や学部生は臨床実践や研究活動の振り返り、自身のこころについての自己理解など、こころのやまいを基軸にしたなかでの理解の幅を広げていただきたい。他職種を含め、すでに資格をもっているかたは、こころのやまいに関する自身の理解の仕方を振り返ってみてほしい。一般のかたは高校生以上を想定しているが、臨床心理学の雰囲気を知ったり、自分のこころを眺めてみたりするきっかけになればと願っている。

この本には、たびたびクライエント（client: 相談に来るかたの意：本書ではCl.と表記する）の語りがさまざまに表れてくる（医療の文脈が想定される場合は、「患者」「当事者」などと表現することが多いが、本書ではとくにこだわらない）。多くはうつをもつ女性Cl.を想定しているが、すべてが同じ人物というわけではない。そして、もし可能であれば、この語りの部分に自分の主訴（第2章）などを書き綴ってみてほしい。それに続く視点や議論にならって、自分のことをさまざまな角度から考察してみてほしい。ただし、この本は治療を目標としていないため、日常生活に影響が出ていそうなら無理せず相談機関を訪ねてほしい。また、登場するセラピスト（therapist: 治療者の意：本書ではTh.と表記する）も、必ずしも同じ人物でない（文脈によって「専門家」「治療者」などと表現することがある）。

なお、本書で扱う専門用語は多岐にわたり、すべてに丁寧に説明を与えることが困難であった。わからないことがあれば、辞書や他の書籍を調べてみてほしい。また、個々の研究を深く知りたいかたは、学術論文の検索サイトであるGoogle ScholarやPubMed、CiNiiを使って調べてみることをお勧めしたい。また精神医学的診断名は可能な限りＤＳＭ－５－ＴＲの名称に沿うようにしたが、わかりやすさを優先して古い名称や総称が残っているところもあるかもしれない。あらかじめご了承いただきたい。

目　次

第3章　バイオから見えてくるやまい　やまいの理解における「客観性」と「主観性」……51

第4章　サイコ、ソーシャルから見えてくるやまい　忘れがちなもう一方にも目を向けて……79

第5章　社会システムの中で見えてくるやまい　やまいという「もの」と「こと」……119

第1章

こころのやまいという概念の歴史

――僕は病気ではないか――

――私は異常かもしれない――

――やっぱり私は変なのだ――

ふとしたことから他人と自分を比べてみると、こんな思いが頭をかすめはじめる。すると、他人との間に大きな溝があるように感じてしまう。

そして、誰かが陰でこんな言葉をささやく恐れにかられるかもしれない。

――あの人は病気なのよ――

こころのやまいの歴史

――あの人は異常だよ――
――あの人は変な人だから――

他者との違いに気づいても、なかなか人に相談できるものではない。プライベートなこころの中身をどんなふうに扱われるのか心配になる。誰かに話してしまうと、こころの中身を他所で語られる恐ろしさすら感じるかもしれない。人との違いを目の当たりにすると、ふつうの人とは違う人生を生きざるをえない不条理や怒りすら抱くかもしれない。目に見えないこころが病んでいるとしたら不可解なことが起こっているように感じる。しかし、その不可解さゆえに、逆に興味を引き寄せられてしまうのもまた、人のこころであろう。いったい、こころのやまいとは何なのだろうか?

残念ながら、この問いに答えることは容易ではない。ただし、人間はあらゆる視点からこころのやまいを見つめつづけてきた。本書では、その視点をいくつかに分け、どのようにこころのやまいが見えてくるのか、そのありようを描いていく。本章では、こころのやまいやそれをもつ人々がどのように扱われてきたのか、そして臨床心理学や精神医学ではどのような理解が深まってきたのかを概観する。そして、何をもってやまいとするのか、つまり正常・異常をどのように決めるのかなどについて、現在の知見を紹介したい。

こころそのものは目には見えないが、行動やその痕跡からこころを推測することができる。考古学の研究によると、約六万年前のクロマニヨン人は埋葬の儀式を行っていたとされる。またネアンデルタール人は死者に対して花を手向けていたことが明らかになっている。また、一万五〇〇〇～一万六〇〇〇年前のアルタミラ洞窟の壁画は、宗教や神話や感情などがこの時代の人類にも存在していたことを示しており、すでに旧石器時代までの段階の人類には、現代人と同じようなこころが存在していたと考えられている（神庭、二〇〇一）。名称やとらえかたはもちろん現代とは異なるものの、古代ギリシャ時代にはパニック発作が、紀元前八世紀頃にはＰＴＳＤが、紀元前四〇〇年にはうつ病や双極症が症状として認識されており、何らかの状況下で、こころにやまいが表れてくるということが大昔から今日まで続いてきたと言っていいだろう。アメリカ精神医学会は精神障害（精神疾患）を次のように定義している。

「精神疾患とは、精神機能の基盤となる心理学的、生物学的、または発達過程の機能不全を反映する個人の認知、情動制御、または行動における臨床的に意味のある障害によって特徴づけられる症候群である。精神疾患は通常、社会的、職業的、または他の重要な活動における意味のある苦痛または機能低下と関連する。よくあるストレス因や喪失、例えば、愛する者との死別に対する予測可能な、もしくは文化的に許容された反応は精神疾患ではない。社会的に逸脱した行動（例：政治的、宗教的、性的に）や、主として個人と社会との間の葛藤も、上記のようにその逸脱や葛藤が個人の機能不全の結果でなければ精神疾患ではない。」（American Psychiatric Association, 2022、翻訳書一三頁）

こころのやまいがどのようにとらえられてきたのか、そしてどのように扱われてきたのかについては、歴史によって変遷がある。厳密には東洋や伝統的社会における歴史もあるが、ここでは現在の臨床心理学の基礎となっている欧米や西洋での変遷をたどることとする。そこから人間がこころのやまいを見つめる軸のようなものが見えてくる。大芦（二〇一六）、エドワード・ショーター（二〇一六）を頼りに、その道筋を追っていこう。

紀元前六世紀頃のギリシャでは、各地に医神アスクレピオスの神殿が建設されていた。医療とは神官による祈禱などを指していた。古代に入ると、悪霊や神などの宗教的な観点からではなく、観察と経験によって病因を考える方法が主流となった。たとえば、古代ギリシャ時代の「神聖病」とは現在のてんかんを指すが、ヒポクラテス学派はすでにこれを脳の変調によるものと考えていた。また、すでにメランコリー、マニーという言葉があり、メランコリーは四体液のうちの一つの黒胆汁という体液が、つまり身体的な要因がもたらすうつの状態であると考えられていた。医学の中心はローマに移ったというが、そのころ医学者として有名なのはガレノスであった。彼は四体液説を継承するだけでなく、脳に精神が宿ると考えており、マニーやメランコリーはその機能障害であると考えていた。このように、古代という時期は、こころのやまいの原因を身体に求めるとらえかたが定着していった時代と考えられる。そのため治療としては、血を体外に出す瀉血や下剤の投与などが行われていた。

一方、社会が不安定であった中世では、人間という存在が弱いものであることを実感せざるをえなかったという。すると、ギリシャ時代からの自然科学的な人間観とは別に、人間とは罪深きものであるという宗教観が出現した。その結果、こころのやまいとは邪悪な精神が源にあるという考えかたが出てきた。七世紀はじめ頃の精神医学は悪魔の振る舞いを研究する学問とまで後に表現されているのは驚くべきことである。つまりこころのやまいを治すためには悪魔に対抗していかなければならないという世界観だったのだ。時代は過ぎゆき、一四世紀のイタリアではルネサンスの時代を迎えたが、自然科学を基礎とした華やかな展開を見せた半面、ペストなどが流行したり、教会の権威が低下したりしたことによって、社会的には不安が高い時期が続いた。

このようななか、カトリック教会がこれまで行ってきた宗教上の異端者の排除が激化すると同時に、悪魔や魔女と異端者の区別が曖昧になってきた。つまり、魔女狩りの時代の到来である。精神に悪魔が取り憑いた結果がこころのやまいと考えられていたので、悪魔に取り憑かれたと見なされると宗教裁判にかけられて処刑された。魔女として処刑された人のすべてではないにせよ、こころのやまいをもっている人たちに対して、優しい支援ではなく処刑が待ち受けているという過酷な事態になったといえる。この残念な状況は一八世紀までの長きにわたって続いてしまう。一七世紀にはこころのやまいを医学的な視点から考える動きが復活したようだが、患者が減少傾向にあったハンセン氏病患者の収容施設に、こころのやまいをもつ者が収容されはじめた。都市の発展という希望を求めるには治安の維持が不可欠であり、こころのやまいをもつ者は、身体障害者、犯罪者や貧しい人と区別されることなく、身体を手錠などで拘束されるような、悲惨な扱いをされたという。

ただし、光明として象徴的な出来事もいくつか起こりつつあった。フランスの精神科医フィリップ・ピネルは、収容所と化していた病院を本来の治療機関に変えていった。ビセートル病院やサルペトリエール病院において、患者の手錠や足かせを外すという英断を行い、そのことでこころのやまいの改善が見られることを示したのである。いわゆるピネルの解放という出来事である。同様の取り組みはイタリアのフィレンツェ病院やイギリスのヨークに私設された隠退所などでも行われた。こうして、一九世紀末のヨーロッパには、治安を乱すおそれと監禁の対象であったこころのやまいが、ケアの対象へと推移する流れが広まり、現在の精神科診療・入院の形の土台ができてきたらしい。

科学への基礎と診断基準の成立

悪魔の追放からケアに向かうなかで、医学の学問体系が整備されていくのは自然な流れであるといえる。一八世紀後半から精神障害の体系的な整理が試みられ、医学の一分野としての様相を整えていく。当時は、精神障害をもつ人を収容する場所が創られ、研究フィールドとしての可能性が出てきたことに加え、カール・フォン・リンネの分類学にも刺激される形で、客観的な観察に基づく分類への流れができてきた。ピネルはこの体系化に大きく寄与したことでも知られる。また、一九世紀初頭にはドイツのヨハン・クリスチャン・ライルが医療における内科・外科に続く技術として、精神医学という言葉をはじめて使用し、その位置づけを行っている。これらのことは、こころのやまいを考え、それをケアする体系を後ろ支えする土台が構築されてきたといえる。

こうした時代に大きな仕事を残したのが精神科医のエミール・クレペリンであった。彼は実験心理学の父ヴィルヘルム・ヴントに心理学を学んでいた。そして、患者の経過に関心を抱き、詳細な観察と記述を行い、経過に基づいた分類を試みている。これが、クレペリンの二大精神病論である。つまり、統合失調症に相当する状態と、感情の障害をもつ躁うつ病の経過が異なることを示し、分類上分けたのである。彼のつくった教科書は、その後改訂されつつ、こころのやまいの分類として影響力をもった。たとえば、クレペリンを批判する形でオイゲン・ブロイラーの統合失調症論が展開され、現在の統合失調症の考えかたへと進化していく基礎になった。

なお、クレペリンの活躍した一九世紀は生物学的な精神医学が大きく展開した時期でもあり、ポール・ブローカ、カール・ウェルニッケ、アロイス・アルツハイマーなどが大きな仕事を残した。ただし、生物学的な面に着目しすぎることがこころのやまいのケアを狭めかねないことへの指摘は、一九七〇年代のアメリカの精神科医ジョージ・エンゲルの出現を待たなければならない。彼は生物学的な面だけではとらえられない精神障害のために、心理・社会的な要素を視野に入れたバイオサイコソーシャルモデルを提唱した。これは疾患の原因を身体に求める生物学的精神医学に対する反論であり、重要な考えかたである。バイオサイコソーシャルモデルについては、第2章で紹介する。

クレペリンによってこころのやまいの科学の基礎が姿を見せ、診断基準へと発展していく。現在、こころのやまいに関して、世界で一番影響力をもっているのが『精神疾患の診断・統計マニュアル』（*Diagnostic and Statistical Manual of Mental Disorders*）、つまりアメリカ精神医学会が発行しているＤＳＭである（世界保健機関〔ＷＨＯ〕が作成している「疾病及び関連保健問題の国際統計分類」〔International Statistical Classification of Diseases and Related Health Problems: ICD〕は精神障害以外も含むため、本書では取り上げない）。最初のＤＳＭは一九五二年に発刊されたが、当時は影響力がなかった。ところが、一九六八年のDSM－Ⅱを経て、DSM－Ⅲが一九八〇年に発刊されるや、二年間で平均三万部ずつの八刷を数え世界的に広まることとなったのは驚くべきことである（ショーター、二〇一六）。DSM－Ⅰは一三〇ページほどで一〇〇ぐらいの精神障害を収録していたが、DSM－5－TR（American Psychiatric Association, 2022）に至っては三〇〇以上の精神障害を含み、一〇〇〇ページを超えるまでに膨れ上がっているのは非常に印象深い。

このDSM－Ⅲには前段階があった。アメリカの精神医学に生物学的視点を取り入れたとされるセントルイス学派、すなわちワシントン大学の精神科医たちが、信頼性の高い診断基準について研究を進めていた。これは、クレペリンと同様、「①臨床的な記述、②臨床検査、③他の（精神）障害との区別、④追跡調査、⑤家族研究」という五つの視点から、原因が同じであれば同じ経過や転帰となるはずという前提のもとで、症状に基づいて丁寧に分類すれば、真の原因にたどり着けると考えていた（新クレペリン主義：石原、二〇一六）。セントルイス学派によるファイナー診断基準が一九七二年の*Archives of General Psychiatry*において公式診断基準に提案され、DSM－Ⅲのタスクフォース委員長であったロバート・スピッツァーが研究用の診断基準としてセントルイス診断基準をもとに、一九七八年に研究診断基準（Research Diagnostic Criteria）を提案した。こうした流れの中でDSM－Ⅲが作成されたのである。

DSM－Ⅲは、それまでとは異なり、新クレペリン主義に基づくものであり、精神障害についての原因については触れていない。つまり、体、つまり脳に起因するものなのか、それともそれ以外の精神に起因するものなのかという、原因についての記述は排除し、症状を取り上げ、それがいくつある場合にその精神障害であるかどうかを決めるという方法をとっている。このような考えかたは操作主義と呼ばれている。この考えかたは、何をもって病気とするのかがわかりやすく、専門家間で共有しやすいため、ＤＳＭ－Ⅲの時代以降に科学的研究がおおいに進んだことは事実である。

なお、一九九一年にはカナダの医師ゴードン・ガイアットが、科学的根拠を踏まえた治療のありかたとして、エビデンスに基づく医療（Evidence-Based Medicine: EBM; Guyatt, 1991）を提唱したことで大きな世界的潮流が生じ、「エビデンスに基づく臨床心理学」が求められるようになった。この詳細は第7章で紹介する。

こころのやまいの概念の歴史から見えるもの

何かの出来事への反応としてこころのやまいが現れ、それに苦痛が伴うのはもともと人間に備わっている仕組みであろう。しかし、歴史を紐解いてみると、社会の中で人がそれをどのようにとらえるかによって、どういう扱いがなされるかが決められていくことが見て取れる。こころのやまいのとらえかたはやがて時代の流れとなってケアのありかたを形づくっていく。

二〇〇〇年以上にも及ぶこの流れをおおまかに見るだけでも、こころのやまいのとらえかたは一様ではない。むしろいくつかの座標軸をもっており、その両極を時代に応じて行ったり来たりするような「揺らぎ」を見てとれるのではないだろうか。

おおまかには次の三つが見えてくる。一つ目は、こころのやまいをもつ人を排除するか、ケアするかという揺らぎである。魔女狩りに代表される排除の歴史を経て、こころのやまいはケアの対象となった。このことで病院に一定数の患者が来ることとなり、ケアの方法を考察する基礎ができた。大学病院は、臨床や研究、教育を担い、こころのやまいへのケアの大きな推進力となった。しかし、一九六〇年代には「反精神医学」と呼ばれる運動が起こった。精神障害は実際には存在せず、精神医学がたんなる「生活上の問題」に病名というレッテルを貼って人々を排斥している、と当時の著名な学者たちが大きな反論を突きつけたのである。中でもフランスの哲学者ミシェル・フーコーは、資本主義において労働力とならない人に対して秩序を押しつけるものだと主張している。やまいをケアすることによって力をもった学問と治療が、ここでは社会からの排除を後押しするものと受け取られている。町中からこころのやまいを救ったケアは、社会からこころのやまいを排除する力としても働くとなると、ケアと排除は紙一重という見方もできそうだ。

二つ目に、こころのやまいの原因を体液や脳などの生物学的な機構によるものとして見るのか、あるいは悪魔や魂など身体ではないものに見るのか、という軸が存在する。第2章で紹介するように、一般の医学は、やまいの原因は身体における変調であるという考えかたが基本であるため、こころのやまいに一般の医学と同様の原因を求めることは自然な流れであろう。そして、前者の考えかたは客観的な知見が得られるという利点をもつ一方、後者は多くの人と共有することのできるような客観的な証拠に乏しいため、「うさんくささ」となって映るし、社会からの理解やバックアップを継続的に得ることが難しくなる。また、生物学的なとらえかたは、悩みの理由が自分の失敗や至らなさではなく、自分ではどうすることもできなさそうな点に原因があると外在化してくれるため、自責感やコントロールしづらさへの思いをいくらか軽減してくれるものでもある。

最後は二つ目とも関連するが、こころのやまいを科学的にとらえるのか、科学によらないでとらえるのか、という軸である。あるいは客観と主観と言っていいかもしれない。現在の科学観に大きく影響を及ぼしているのは、オーストリアの科学哲学者カール・ポパーが唱えた「反証可能性」という科学の条件である。また、ドイツの科学哲学者カール・ヘンペルは、科学においては「操作的定義」が必要であり、主観的解釈に依存しないように客観的基準を導入することの必要性を論じている。ここには操作主義という考えかたが見えている。科学性には、「妥当なものだろう」「正しいものだろう」という期待が必然的に生まれ、それを使用する者に正しさを担保する。たとえば、書き下された診断基準をもって診断することは、その診断の正しさが担保される感覚をもつことだろう。DSM－Ⅲになって利用者が爆発的に増えたのも、それが一因のように見える。

診断がもたらすものと注意点

児童精神科医の滝川（二〇一七）はその著書の中で診断には「納得と安心」の力があるという。私たちは言葉の世界を生きているため、「名前」をつけることには大きな力があり、知ることとやまわりと共有することを可能にする。こころのやまいに診断名が与えられることは、何らかの特徴を一貫してもつ既知の現象であることを意味するため、診断がつくことによって安心がもたらされるのである。専門家が診断名を発するとすれば、その専門家がその病気について何かを知っていること、そして知っていることを活用して助けてくれるイメージにつながるのだ。

他にも自分の苦悩に名前がつくことによる利点は多い。たとえば、医療や支援の提供をスムーズにするし、苦悩の存在自体を否定されることも少ないだろう。第5章で紹介するように、診断によって病人役割が付与されることで、周囲から負担を軽減してもらうことができるのは、日常の学校や会社でよく行われている配慮である。このように、よくわからない苦悩に対して、診断という概念があることによって、やまいの存在が正当化される。このことは、慢性疲労症候群、繊維筋痛症など「医学的に説明されない症候群」（Medically Unexplained Symptoms）と呼ばれるやまい、つまり「病因が可視化によって証拠づけられないために、症状の真正性が疑われやすく、不確実性のもとで診断が困難な状態」であったなら、苦悩が正当化されにくいことからも逆説的に示される（野島、二〇一三）。

ただし、診断を信じ込む前にいったん立ち止まってほしいと思う。診断結果と診断に用いる情報である検査には四通りの特徴がある（表1－1）。たとえばうつ病の検査キットがあるとして、この結果が陽性か陰性かによってうつ病かどうかを判断するとしよう。うつ病である人が陽性の結果を得ることとうつ病でない人が陰性の結果を得ることは、検査が真実を示しているので問題がない。しかし、うつ病であっても検査が陰性である場合（偽陰性）、およびうつ病でないのに検査が陽性である場合（偽陽性）には危険性が伴う。検査によってはうつ病が見落とされてしまったり、健康なのにうつ病であると判断されてしまうことが起こりうる。このことは検査の感度と特異度から考えるとさらに深刻さが理解できる。感度が高い検査とは簡単にいうとうつ病の人なら陽性になる確率が高い検査だが、感度が低い検査を使うと、うっかりうつ病の人を見落としてしまうことになる。それに対し、特

表 1-1　検査と診断の関係性

	うつ病	うつ病ではない
検査が陽性	真にうつ病である（真の陽性）	うつ病ではないのに検査では陽性（偽陽性）
検査が陰性	うつ病なのに検査では陰性（偽陰性）	真にうつ病でない（真の陰性）

異度が高い検査とはうつ病でない人なら陰性になる確率が高い検査だが、特異度が低い検査結果に基づくと簡単にうつ病にあてはまることになり、過剰にうつ病のレッテルをつけることになりかねない。言い換えれば、診断に利用する情報の質によっては不利益が生じるのだ。

ここでは検査を例にとったが、自分や他人がうつ病をはじめとする何らかの病気に見える場合、まずは見聞きしたちょっとした情報から判断を行うが、同じような間違いを犯してしまう可能性がある。たとえば、気分の落ち込みが長く続いたとして、うつ病ではないか、と思うことはあるかもしれないが、そう判断するのは早計かもしれない。気分の落ち込みとは、じつは他の精神障害でも多く見られるし、不眠があったとしても精神障害はもちろん身体疾患でも見られるものだ。その上、健常者でもある程度なら気分の落ち込みは体験している。このように、自分の中で何かの情報をもとにこころのやまいではないかと感じたとしても、そのこころのやまいではなく別のものであったり、そもそもこころのやまいではなかったりする可能性があることに留意してほしい。それと同時に、自分では気づかなかったとしても実際はこころのやまいをもっている可能性もあることをこころにとめておいてほしい。

そして、自分や他者が強く困っている症状の情報をメインにして、自分は／他人はその病気ではないか、と思うことはよくあるが、こころのやまいには併存症（comorbidity）が多いことが知られている。併存症とは、ある精神障害と同時に表れる別の精神障害である。本当の問題はうつ病から出ているのではなく、たとえば隠された物質依存にある場合もある。情報の質以上に、正確な判断を行うのはトレーニングを十分に受けた専門家であり、その専門家が質の高い検査や問診を行ったり、本人やできれば関係者から広く情報を収集したりして慎重に行うものが診断であることを忘れてはいけない。

診断基準の例

ここで一例として最新の日本語版が存在するＤＳＭ－５－ＴＲ（American Psychiatric Association, 2022）における「うつ病」について紹介したい。うつ病とはさまざまなものがあり、それらが「抑うつ症群」という章に収められている。「重篤気分調節症」「うつ病」「持続性抑うつ症」「月経前不快気分障害」「物質・医薬品誘発性抑うつ症」「他の医学的状態による抑うつ症」「抑うつ症、他の特定される」「抑うつ症、特定不能」「気分症、特定不能」が収録されており、どのような特徴を伴ううつなのか（不安性の苦痛、混合性、メランコリア、非定型、気分に一致する／一致しない精神症性、カタトニア、周産期発症、季節性）を「抑うつ症群の特定用語」の中から特定することになっている。診断基準のほか、関連する特徴や有病率、どのような症状の経過を辿るのか、危険要因と予後要因、文化や性別に関連する診断的事柄、自殺念慮または自殺行動との関連、うつ病の機能的結果、などの記載が続く。そして、類似した状態である「易怒的気分を伴うまたは混合性の躁エピソード」「双極症Ⅰ型、双極症Ⅱ型、または双極症及び関連症」「他の医学的状態による抑うつ症」「物質・医薬品誘発性抑うつ症」「持続性抑うつ症」「月経前不快気分障害」「重篤気分調節症」「遷延性悲嘆症」「悲哀」などについて、鑑別診断のポイントが述べられている。また、併存症として、「物質関連症」「パニック症」「全般不安症」「心的外傷後ストレス症」「強迫症」「神経性やせ症」「神経性過食症」「ボーダーラインパーソナリティ症」が挙げられている。

精神障害とは何か——臨床心理学における正常と異常

非常に多くの診断基準が準備されているものの、併存している精神障害が多いのは、こころに現れる症状をリストアップして、それに当てはまるかどうかという点で診断を行う操作主義を採っていることによる。症状を生起させるメカニズムが別の精神障害と共通している場合は併存を許容することになるからだ。

精神障害は英語で〝mental disorder〟であるが、ＤＳＭによればdisorderとはその原因が複数あったり原因が不明であったりすることを意味している。近年ではアメリカの国立精神保健研究所（ＮＩＭＨ）が精神障害の原因を想定したＲＤｏＣ（Research Domain Criteria）を提唱している。橋本他（二〇一八）によれば、ＲＤｏＣとは脳の神経回路という基礎のもと、神経科学や遺伝学など生物学的な要因を診断横断的に整理して分類する新たな試みである。具体的には行動とその背景にある遺伝子や脳回路の機能的なディメンジョン（構成概念）を縦軸に、そうした構成概念の分析ユニットを横軸にした表に基づいて研究を行っていく（第3章を参照）。また、同じく近年の試みでは、ＨｉＴｏｐ（Hierarchical Taxonomy of Psychopathology；Kotov et al., 2017）も見逃せない。これは身体化（Somatoform）、内在化（Internalizing）、思考障害（Thought Disorder）、脱抑制的外在化（Disinhibited Externalizing）、対立的外在化（Antagonistic Externalizing）、離脱（Detachment）の六つのスペクトラムから、どのような病理に結びつき、それが精神障害として表現されるのか、そして症状として表現されるのかを表現したものである。こうした特徴をそれぞれの人がさまざまな強さでもっており、それぞれの組み合わせで状態を表現する。ＲＤｏＣにしてもＨｉＴｏｐにしても、従来のＤＳＭが行っていたような類型論的な、カテゴリカル（categorical）な診断ではなく、特性論的な、次元的（dimensional）なやまいのとらえかたをしているといえるだろう（第2章を参照）。精神障害をカテゴリカルにとらえるにしてもディメンジョナルにとらえるにしても、どうなればやまいであるといえるのかは、分類の方法だけでは決することができない。そして、あるこころのやまいをもつ人の包括的なイメージを形づくる方向で記述することと、こころのやまいの成分を列挙し、その情報をボトムアップ的に統合することで患者を描こうとすることとでは、どちらかが優れているとはいえない。

自分やその症状が正常か異常かどうかは大きな関心事である。臨床心理学においてははっきり正常と異常の判断をするのではなく、適応（機能）的基準、価値（理念）的基準、平均（標準）的基準、病理（医学）的基準の四つから総合的に判断をする（下山、二〇〇二）。

まず、適応（機能）的基準とは「所属する社会に適応している」ことを正常、「社会生活が円滑にできなくなった」のを異常と見る考えかたである。うつ病の心理検査などで陽性と陰性の境界であるカットオフポイント以上の高得点を出すことはあるものの、日常生活をそれなりにすごせている場合などは、症状があっても適応しているということができ、正常か正常に近いといえる。その反対に、何らかのこころのやまいが存在することで、同じ得点であっても日常生活においてスムーズにことが運びづらくなっているとしたら、適応的基準において異常ということになる。

価値（理念）的基準とは、ある「理念体系に基づく規範があり、その規範の許容範囲内で行動している状態」を正常と考え、逆に「規範から逸脱している」なら異常と考える方法である。たとえば、小学校の先生が説明しているときに多動のせいで思いついたことを見境なく言ってしまう子どもがいるとしよう。着席して授業を黙って聞かなければいけない日本型規範の下では、教えてくれる目上の存在である先生を尊重しないといけないので、この多動は異常とされるだろうか。しかし、素朴な発想を尊び、自由の中で子どもを育てようとする規範が共有されているのであれば多動は異常ではなく、むしろ正常とされるだろう。この基準は準拠集団の価値観に照らして異常と正常を線引きする。以前のＤＳＭでは同性愛を性的逸脱という精神障害と見なしていた時期があるが、マジョリティの規範から逸脱するとき、精神に異常があると見なされることが多い。

平均（標準）的基準は、尺度得点がある集団の中での平均値や標準偏差があり、平均に近い場合を正常と見なし、平均から離れている度合いが強いほど異常と見なす考えかたである。症状に限らず、さまざまな心理検査をはじめとした統計が存在する。一応の線引きは提案することはできるが、先述のように偽陽性や偽陰性の可能性も加味しながら正常か異常かを判断しなければならないので、やはり総合的な判断が必要になるといえる。そして、症状尺度の場合、得点が高いことが症状の多さや強さを示すことにはなるが、その得点が極端に低いことは問題にされないことが多いという指摘がある（ヒンショー、二〇一七）。厳密にいえばうつの尺度得点が非常に低いことが本当に安心な状態なのかはわからないが、得点が高いことばかりが話題になることが多いだろう。ここにも暗黙の社会規範や価値観が反映されている。

最後の病理（医学）的基準は、何らかの病理学に基づいて医学的判断を行うことで健康と判断されると正常、病気があると見なされた場合は異常となる。先述のとおり、症状がこころのやまいであるかどうかは症状だけでなく社会的機能がキーとなるため、この基準にも適応的基準が影響を及ぼしているといえる。医学モデルはその「症状」をもっている人だけに原因があるような形で病気を定義していることがよくある。たとえば、黒人奴隷が一般的であった時期において、黒人奴隷が逃亡することを「逃亡狂（ドラペトマニア）」という精神病であるとする論文があるが、これは黒人奴隷がおかれている社会的文脈や平素の処遇などをまったく考慮していない（ヒンショー、二〇一七）。病理的基準に基づき正常か異常かを判断することはクライエントの安全を守るうえで重要であるが、クライエントの社会的背景にも目を向けることが必要である。

操作主義と本質主義

本書を執筆している間に、臨床心理士は四万人を数え、公認心理師は七万人を超えた。観察と測定が可能な形でこころのやまいを記述することができれば、専門家の間で共有する際に有益である。ここに表れている考えかたを操作主義と呼ぶ。すでに触れたＤＳＭはその代表格であるが、たとえば、知能とか発達といった心理学的な構成概念についても、観測・測定が可能な点に基づいて客観的定義を設定することで、科学的な検証が可能となり、研究によって得られた知見が更新されていく。また、あまりに専門家相互で診断が異なるようなら診断という行為自体に、ひいてはケアにすら信頼がおけなくなるかもしれない。巻き込む人が多くなるほど、正確に共有される操作的基準は必要だといえる。

しかし、診断基準を見たとしても、結局こころのやまいというものがどういうものなのか伝わってこない、という感想も理にかなっている。この感想に現れている「根本的な特質や本質的な性質という観点から現象を究極的に説明できるものが、唯一の良い科学的理論である」という考えかたのことを「本質主義」と呼ぶ（スタノヴィッチ、二〇一六）。言い換えれば、実感や本質を突くのに有利な定義の仕方と、測定・検証・共有が可能な定義の仕方に分かれているといえる。

ここでジェローム・ウェイクフィールド（Wakefield, 1992）が提唱した「有害な機能不全」（harmful dysfunction）というモデルを紹介しよう。これは精神障害に関する本質主義的な方向性をもった定義である（石原、二〇一四）。人間は進化的な存在であり、生きていくための内的なメカニズムが備わっている。たとえば、ひどい失敗体験をしたことで強い悲しさを経験しながらも、少しずつ別のことに目が向くようになり自然と傷が癒えていく機能を人間は有している。しかしこうした感情・注意・記憶のメカニズムに機能不全が生じていると、この悲しい気持ちは長らく続くことだろう。うつ病の診断基準の中には「同じ2週間の間に存在し、病前の機能からの変化を起こして」おり、「ほとんど1

日中、ほとんど毎日の抑うつ気分」が続くことが記載されている。しかしたんに二週間以上の気分の落ち込みがあるだけでなく、そのことが本人に対して有害に働くときに障害であると考えるのがこのモデルである。有害に働くのはこのかた自身の苦痛が非常に強いとか、このかたが生きる文化の中で二週間以上の気分の落ち込みが不利益を生んでしまうときである。このように、このモデルはより本質的な理解を実感させるものであろう。しかし、進化的にヒトに備わっている機能や文化における不利益を検証可能な形で定義することは難しいかもしれない。

現象としてのこころのやまい

こころのやまいをさまざまな角度や基準から見ていくと、「確実に正常」はおろか「確実に異常」すら決めづらいことがよくわかる。こころのやまいとはその発生と維持にさまざまな要因が複雑に絡み合っているうえ、それを誰がとらえるのかによって印象がかなり変わる。本書を読むなかで、正常／異常、善／悪、利益／不利益、有害／無害など、自分や他者の症状にくっつきがちの価値観をいったん棚上げして、それをさまざまな角度から眺めてみてほしい。ただたんに一つの現象としての症状を眺めてみるのである――たとえば、正常と異常を分ける四つの基準の中で、自分はどの基準で正常を求め、異常を避けたいのか。他者を見ていてどのような基準の異常をあてはめているのか、自分はどのような情報からこころのやまいをもっていると判断しているのか――そしてそれらが自分について何を教えてくれるかを考えてみてほしい。

やまいがこころに現れることの重要な機能があるとすれば、これまでの自分の生活や価値観を自分なりに振り返るきっかけを与えてくれることだと思う。そして、もしあなたがつらさを感じているなら、それを和らげてくれる誰かを探してみよう。あなたに必要な出会いを与えてくれるのも、忘れてはならないやまいの機能の一つだと思う。

第２章

バイオサイコソーシャルモデルから見えるもの

本書はこころのやまいをとらえるためのさまざまな視点を提供するが、その土台として押さえておきたいのがバイオサイコソーシャルモデルである。第２章では、バイオサイコソーシャルモデルとは何か、そこから見えてくるやまいについて触れたい。

バイオサイコソーシャルモデルとは

アメリカの精神科医ジョージ・エンゲルは、科学の権威ともいえる *Science* において、〝The need for a new medical model: A challenge for biomedicine〟という論文を発表し、バイオサイコソーシャルモデルを提案した（Engel, 1977）。当時の医学界では生物学的医学モデルから病気を見る傾向が強かったようだ。ごく単純にいうと、病気とは生物学的な要因が正常な状態から十分に離れることで生じる（血液検査で正常値を超えていることをイメージするとわかりやすい)。何らかの生物学的原因によってやまいが生じており、その原因を取り除くことが治療となる。生物学的な要因が精神障害のもとにあるとする考えかたは還元主義(reductionism)と呼ばれるが、この考えかたに基づくと、精神医学の対象は脳の機能不全に起因するような行動上の問題のみに限定されてしまう。また確かなバイオマーカーはまだ発見されていないため、精神医学は医学ではないという極端な議論もあったようだ。

そこでエンゲルがとったのが、一般システム理論(general system theory)という視点であった。これは、オーストリアの理論生物学者であるルートヴィヒ・フォン・ベルタランフィらが提唱し、生物学にとどまらず、工学など多岐にわたって影響を及ぼしている理論である(デーヴィドソン、二〇〇〇)。自然科学だけでなく、精神医学や心理学にも多大なる影響を与えた一般理論であり、このバイオサイコソーシャルモデルはもとより、家族理論でも現在生き続けている。その影響力を示す好例として、一九六七年のカナダ・アルバータ州のアーネスト・マニング首相の言葉を紹介しよう。「社会のあらゆる要素と構成部分の間には一つの相互関係がある。公共的な問題、争点、政策、計画の重要な要素はつねに全体のシステムの中で相互に関連しあう要素として考え、評価しなければならない」(フォン・ベルタランフィ、一九七三)。思想の中にシステム理論を取り入れていることがよくわかる。

先ほどの論文に加え、*American Journal of Psychiatry* ではバイオサイコソーシャルモデルの世界観がより明らかに示されている(Engel, 1980)。図2-1は、自然システムの階層性を示したものである。この図を見ると、原子より小さな単位から生物圏の世界までが相互作用をしているというイメージがより明確に伝わってくる。そして、小さな階層にある生物学的な要素ばかりが人間という存在をつくっているのではなく、それを取り巻く社会や法律を含む国家までが地続きに展開されていることがよくわかる。加えて、図２－２はその連続性を示したものであり、個人という集合には分子や臓器も含まれ、かつ、その個人は社会にも包含されているということが見て取れる。たんに一側面だけを取り上げてもその人そのものをとらえることにつながらないことが直感的によくわかるし、一部分だけを切り出して論じることに対する懸念も感じることができるだろう。

この論文では、バイオサイコソーシャルモデルのアプローチの応用例がいくつか挙げられているが、還元主義的な考えかたに対する批判が見え隠れしている。システム理論をよく示している言葉として、「全体は部分の総和以上のものである」という言葉がある。部分としての生物学的要因、心理学的要因、社会的要因だけでは、すべてではない。それらがどのように相互作用しているのかを視野に入れなければ、全体的に、つまり全人的にその人をとらえることができない。バイオサイコソーシャルモデルはアセスメントのためのモデルであるが、客観的な情報を正確に集めるための、つまりリスト化するためだけのパラダイムと勘違いされがちかもしれない。バイオ、サイコ、ソーシャルの各側面か

生物圏
↕
社会－国家
↕
文化－下位文化
↕
地域
↕
家族
↕
二者関係
↕
個人
（経験と行動）
↕
神経システム
↕
臓器／臓器システム
↕
組織
↕
細胞
↕
細胞構成物
↕
分子
↕
原子
↕
原子の構成要素

図 2-1　自然システムの階層性

（出典）　Engel（1980）。

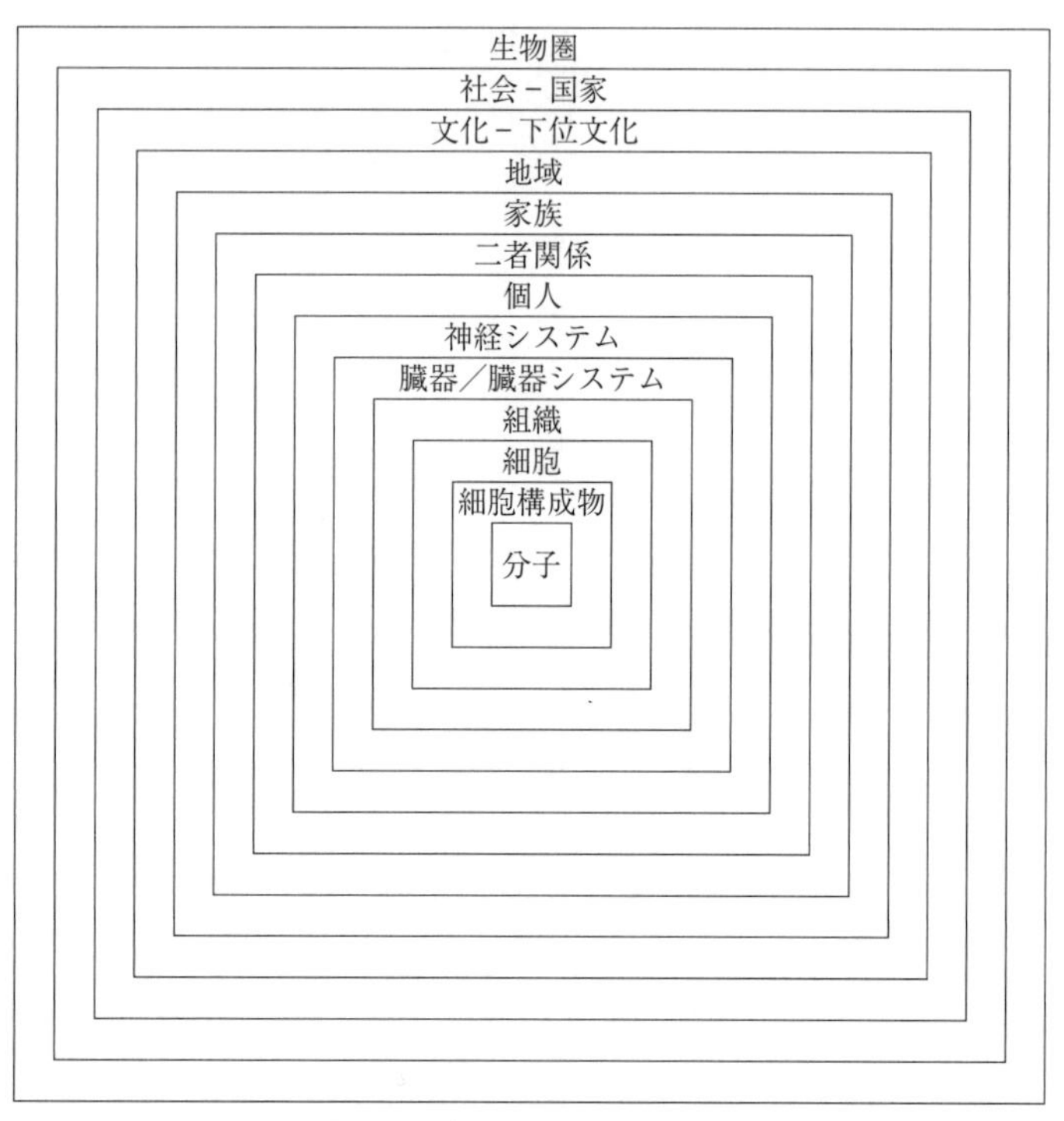

図 2-2　自然システムの連続性

（出典） Engel（1980）。

ら情報を集めて客観的にリスト化することが価値あるアセスメントである、と考えるのではなく、それらの間のつながりにも目を向けていこう。

バイオサイコソーシャルモデルの要素

それでは、バイオサイコソーシャルモデルのそれぞれの要素について、近藤（二〇一五）や石垣（二〇一五）をもとに整理してみよう。近藤（二〇一五）は、対人援助（支援）職におけるアセスメント技術向上に向けた著書の中で、生物（気質、発達、障害、疾患）、心理（不安、葛藤、希望、自己感、認知、内省性、感情統制、防衛機制など）、社会（対人関係の特徴や適応）と三つの軸をまとめているが、これに少し補足しながら内容を確認したい。

生物の軸の中において、気質とは生来の特徴であり、発達とは発達特性や発達段階、あるいはよく発達している領域とそうでない領域のずれなどを示す。障害や疾患は問題の生物学的な原因があてはまる。生物学的なメカニズムは神経科学や行動遺伝学によって研究されているが、家族のこれまでの病歴である家族歴は潜在的な生物学的要因として参考になるだろう。心理の軸の中において、不安や葛藤、希望、感情統制は読んで字のごとくであるが、自己感とは「否定的な自己イメージ」のように自分に抱いている感覚のこと、認知とは自己や他者に対するとらえかたの傾向、内省性は自分をどの程度振り返ることができるかの特徴、防衛機制には問題となる場面において表れてくる否認や抑圧など、無意識的に自分を守るためにに行うこころの動きがあてはまる。この他にも、パーソナリティ、学習、ストレスなどが心理にあてはまる（石垣、二〇一五）。社会については、対人関係の特徴や適応があてはまるが、石垣（二〇一五）はこれに、家族内ストレスや社会病理を挙げている。社会病理とは、たとえば自殺の問題を誘発しかねない社会構造や、アルコール依存に対する酒類の手に入りやすさなどの仕組み、あるいはやせていることに対して文化的に価値を置くことが摂食症を誘発する可能性を指摘している。個別の精神障害については、丹野他（二〇一五）が生物面、心理面、社会面を整理しているので参考にしてほしい。あるいは、bio-psycho-social や biopsychosocial という検索語を加えて、知りたい精神障害を検索してみてほしい。

以上がこのモデルの各要素であるが、こころのやまいによっては、これらの要素が強く影響を与えているものとそうでないものがある。石垣（二〇一五）は問題の発現の原因となる要因からこころのやまいを分類している（図2－3）。ここには「生物学的（器質的）原因が問題の発現に大きく影響する領域」と「心理社会的原因が問題の発現に大きく影響する領域」が想定されている。

注意すべきなのは、この間に「両方の原因が相互に影響する領域」が存在することである。つまり、生物学的要因が発症のベースにあると一般的に考えられている双極症であっても、心理社会的な要因の影響が強い場合もあれば弱い場合もある。言い換えれば、心理社会的要因の影響が強い場合は生物学的要因のための薬物療法のみでは改善しづらい可能性があり、躁状態への心理的対処の仕方を見直したり、家族関係などへの介入が必要である可能性がある、ということである。そして、同じ気分変動であっても、出来事（社会）によって生じていると見たほうがよい場合もあれば、近藤（二〇一五）の例のように、季節性の気分変動であれば生物学的要因が基礎になって生じていると見るほうが妥当

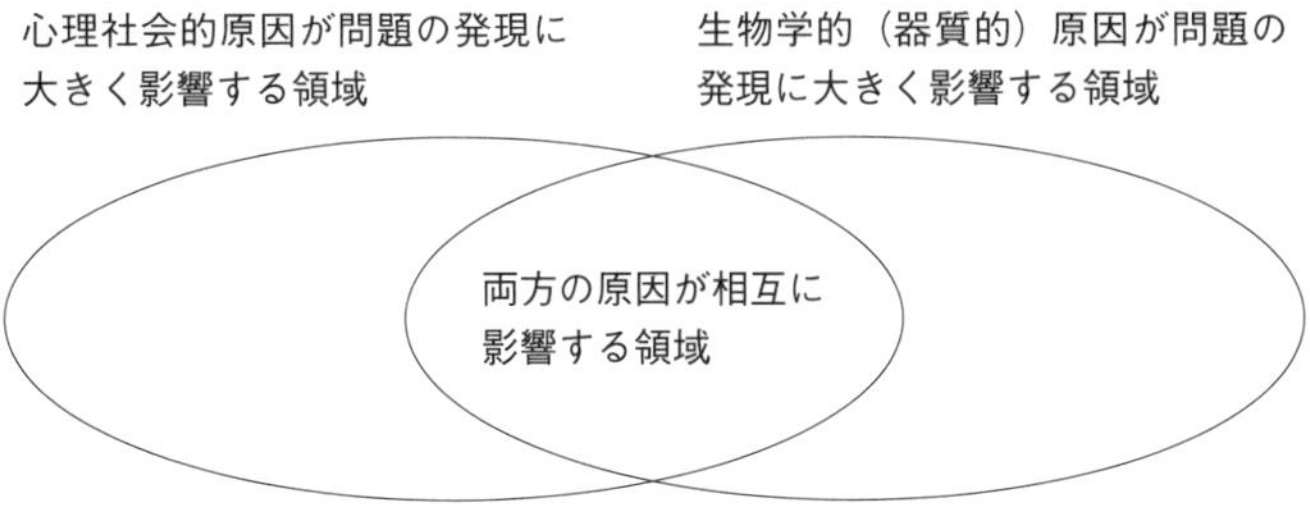

心理社会的原因が問題の発現に大きく影響する領域

生物学的（器質的）原因が問題の発現に大きく影響する領域

両方の原因が相互に影響する領域

・パニック症（不安症群）
・社交不安症（不安症群）
・強迫症（強迫症及び関連症群）
・心的外傷後ストレス症（心的外傷及びストレス因関連症群）
・パーソナリティ症（パーソナリティ症群）

・発達に関する障害（神経発達症群）
・認知症（神経認知障害群）
・依存・嗜癖（物質関連症及び嗜癖症群）
・統合失調症（統合失調スペクトラム症及び他の精神症群）
・うつ病（抑うつ症群）
・双極症（双極症及び関連症群）

図 2-3　想定される原因に基づく分類

（出典）　石垣（2015）より作成。

な場合もある。ある要素が三つのうちのどれにあたるのか判断に迷うこともあるが、どこに組み入れるかではなく、どのあたりの相互作用を含んでいそうなのかと考えるほうが有益であろう。

同時に、石垣（二〇一五）も述べているように、症状の発現と苦痛が維持されるメカニズムがそれぞれ別の場合もある。たとえば、自閉スペクトラム症の人に他者の気持ちが理解しづらいという現象が現れるのは生物学的な基礎があるからであるが、それがコミュニケーションのとりづらさにつながり、思い悩んで生きづらさにさいなまれているとしたら、心理社会的側面が苦痛を維持していることになる。逆に、まわりの人がその人を理解して上手に関わることができていれば、生物学的なやまいの基礎はもちつづけるものの、心理社会的な要因でそれをカバーすることができる。

こころのやまいを引き起こす要因は以上がおもなものであるが、問題に影響を与えていそうなものについては柔軟に取り入れたい。たとえば、身体面での「腰痛」「頭痛」の影響が心理面に出るとか、それで仕事に行けなくなるという社会的側面が心理に影響を及ぼすという予想は立てやすい。逆に、腰痛がひどいのに仕事に行けないわけではないとしたら、心理面に負担がかかっているのではないか、という予想も立ちうる。これらは「気質、発達、障害、疾患」の中にあてはまらないように見えるが、こころには大きな影響を与えるだろう。柔軟に生物・心理・社会面をとらえて、その連鎖・相互作用を考えてほしい。

バイオサイコソーシャルモデルと主訴

支援者がまず出会うのは、クライエントの主訴である。主訴の観点からバイオサイコソーシャルモデルの有用性を考えてみたい。

たとえば、こんな高校生が大学の心理教育相談室に来談したとしよう。電話で予約をとったときも、受理面接（インテイク面接）を始めたときも、このようなことを口にしていた。

Cl.：気分が落ち込んでしまうんです。なんだかつらいんです。

ごく短い文章であるが、この言葉を聞いて、あなたにはどのようなことが思い浮かぶであろうか。そしてどのような病気であると思うであろうか。

主訴（chief complaint）とは文字どおり、おもな訴えである。伊藤（一九九二）によれば、「クライエントが自分の問題の中心としてもってくるもの」である。こころの専門家の現場にこのような主訴がもち込まれると、専門家が、こころに異変があったのではないか、こころに問題があるのではないか、何かの精神障害の現れなのではないかと思うのは非常に自然なことである。勉強をした人であれば、うつ病のアセスメントと治療法をどのように行えばよかったのか、記憶をたどるかもしれない。

もちろん、そう予想をすること自体は間違いではない。しかしこれだけでは、こころだけに焦点があてられているようで、少し危なっかしさが残る。たとえば、このようなことは考えられないだろうか。

（Th.：ラポールはとれている感じだけど、三〇回ぐらいお会いしてもうつの尺度は平行線だな……。このかたの気持ちに寄り添うことができたら、回復に向かうと思うんだけど、全然よくならない。私は心理職だからこころを支えたいんだけど……、ちょっと体のことも聞いてみようかな。）

Th.：ちょっと変なこと聞きますが、ご家族で病気をされていたかたは、おられますか？　あなたご自身はどうですか？

Cl.：じつは母が甲状腺疾患をもっていまして……祖母も甲状腺ガンで亡くなりました……。

こうなると、クライエントの精神内界を自由に旅していた治療者は、その世界がある種の制約によってつくられたもののように感じてくる。主訴である気分の落ち込みは、これから話していくなかで明らかになる経緯や人間関係の葛藤ではなく、身体的なやまいの影響だったのかもしれない。身体疾患という決定力のある要素が後で発見されて、これまでつくり上げてきた繊細な心理面接の世界が崩されるように感じた経験をもつ治療者も多いことだろう。

ここで大切なのは、「この人にはじつは生物学的な背景が存在していて、それに本人が気づかぬまま動かされていることがあるのではないか」、という仮説をもっておくことである。あるいは、「心理に現れている問題は身体からの影響ではないか」、と考えてみることである。たとえば、イライラした子どもが親にちょっかいをかけてくることはよくある。親のちょっとした言動を批判し攻撃することを、親への敵意という心理化した見立てをすると、じつは睡眠の足りなさがベースにあって攻撃性が表れてきたという可能性には考えが及ばない。このように、話だけを聞くと親子の関係性に問題があるように見えるが、身体面の具合が影響している可能性があるということを念頭に置いておきたい。気分に影響が出る身体疾患や身体の調子は多く、心理職はその診断の教育を受けているわけではないが、このことは治療論にも影響する重要なことである。この例でいうと、親子間の葛藤を解消することが心理化した考えから導かれる解法であろう。しかし、その根底にある身体的要因が影響を及ぼしているなら、葛藤を解消しても身体的要因は依然として存在しつづけるため、潜在的なリスクの解消には至らない。「体には体の治りかたがある」と考えて、身体面の専門機関との連携をしたほうがよい場合もある。また、クライエントは自分のこころに問題があると思って来談しているので、受理面接などで既往歴や家族歴を聞かなければ、クライエントからそのことには触れないものだ。こころはあくまで入口である。

続く面接ではこのようなことが語られた。病院に行って甲状腺疾患が指摘されたので、服薬治療を行うことになった後のことである。

（Th.：少しうつの尺度得点は下がってきたけど、すっきりといかない。受容、共感、傾聴を頑張って、気持ちに寄り添っていくようにしているけど、なかなかうまくいかないなあ。）

Cl.：じつは先生、これまで言えなかったんですが、けっこう前に会社辞めちゃったんです。自分にはできない仕事なんじゃないかって思いはじめて。母も病気で、家に一緒にいると気が滅入りますし……、経済的にもつらいので、仕事を探していきたいんですが、そんな相談じゃだめですか？

今度はクライエントから、生活という社会的な面についての話題とニーズが寄せられた格好になる。主訴である気分の落ち込みを「治すべきネガティブなもの」と見立てを急ぎすぎると、気分の落ち込みを高める方法を拙速に試すことになる。母と一緒にいる気の滅入りだけでなくそのような自分への嫌悪感をクライエントが扱いたいと考えている場合は、気分の落ち込みのみに焦点をあてた面接では物足りないかもしれない。こころだけではなく、その人を取り巻く生活を見なければ本当の苦悩はイメージできない。

主訴の多義性、多層性——困りごとと困りどころ

先述の例は、心理面が主訴としてもち込まれていても、じつは身体面や社会面からの影響が心理面に現れていることを示している。そして、他の面についてのニーズが後で現れてくることもある。つまり、当初の主訴がそのまま来談の理由、つまりしてほしいことではなく、他の理由がある場合も想定しておくとよいだろう。はじめて来談するときにはわかってもらえるのかという不安もあるし、困りごとを口にすることさえ苦痛だと感じる場合もある。また、クライエント自身が思い込んでいる改善の糸口よりも、他のことのほうが問題の本質であったり改善させやすかったりする場合もある。このように、クライエントは専門家の前に出しやすい、通いやすい理由を最初は出してくる。いわば「通行手形としての主訴」と呼ばれるものを語っている可能性をこころにとめておきたい。それを始点として、さまざまに困りごとが変化していく様子を循環的にアセスメントしていくことは、心理職の仕事の面白さの一つだと思う。

ところで、先に挙げた「気分が落ち込んでしまうんです」という高校生は、なぜ困っているのだろうか？「落ち込んでいてつらいと言っているのだから、落ち込むことやつらさに困っているのでは？」と考えるのは自然である。また、なぜ困っているのかを治療者が立ち止まって考えるという行為自体、クライエントが困っているという事実を疑っているように見えるかもしれない。そうした意図はないが、とくにうつや不安などセラピストも経験があることが主訴であると、「困りごと」とし

て共感しやすい半面、じつはその人がどういった点に困っているのか、つまり「困りどころ」のほうがわからないままになることが多いかもしれない。

たとえば、神経発達症（これまでの「発達障害」と多くを共有しているDSM－5からの診断概念）をもつ成人男性を例に挙げよう。主訴は「自分の職場でのコミュニケーションを何とかしたい、改善したい」だとする。主訴から直接考えられる方針は、自身のコミュニケーションを見直し、改善するためスキルトレーニングを行うことだろう。ただ、このかたの「困りどころ」は何なのだろうか？　つまりコミュニケーションがうまくいかないことによって、どういう点で困っているのだろうか？

困りごとを始点として、つまりコミュニケーションが会社でうまくとれないことを始点としていくつか可能性を考えてみたい。会社でコミュニケーションがうまくいかないと、仕事がふるわず昇進に差支えがあり、自分が目指してきて自分の支えとしてきた理想自己が崩れる不安があるのだろうか？　仕事ができないと解雇されるかもしれないと不安で周囲に迷惑をかけるのがつらいのだろうか？　コミュニケーションがとれないと、子ども時代から薄々感じていた「自分は人と違う」という思いが強まって、孤独感でやりきれなくなるのだろうか？　「自分は人と違う」という思いが生まれると、小さい頃の母親の子育てが悪かったように思えて母親に暴力を振るってしまうのをやめたいからだろうか？――一つの「困りごと」を始点としても、その人のこころに響いてくる「困りどころ」はかなり異なることがわかる。困りごとのみに着目すると、先の場合にもすべて同じ対応をすることになるが、困りどころに着目すると、よりその人に寄り添った面接になることだろう。困りどころを明らかにしていく際にも、バイオサイコソーシャルモデルの相互作用性をもとに仮説を立てながら話を聞くのが有用である。

統合とは何か

バイオサイコソーシャルモデルは有用なフレームワークであるが、それぞれの要素でアセスメントしたことをリストアップするのみではなく、得られた情報を統合する必要がある。つまり、得られた情報から、目の前の人はどんな人であると理解できるのか、という理解をまとめ上げる必要がある。ここで初学者を躊躇させるのは、ある程度の主観が免れないように見える点だろうと思う。とくに、現在の心理学の基礎教育では、できるだけ主観を排するトレーニングが行われているように感じることが多い（たとえば、佐々木、二〇一六a）。これはこれで科学に寄与するものの見方といえるが、主観を排すると統合が失われ、生物・心理・社会面のリストが手元に残るだけとなり、どのような人なのかという全人的なイメージが像を結ばない。いくつかの情報をまとめ上げるのは、セラピストの主体が行うことであるため、主観はある程度免れない。「こんな理解でいいのかな」「私がこう思っているだけかもしれないけれど、これでいいのかな」という思いがどこかに存在する行いである。

クライエントの情報を収集し、まとめ上げるプロセスについて、近藤（二〇一五）は、インテイク（情報の収集・整理）、アセスメント（理解・解釈・仮説）、プランニング（対応・方針の策定）という三つの段階からなる枠組みを提示している。情報とは多くの場合、主語が三人称であるため、情報を収集する段階（インテイク）においては、「この人はこのように言った」「この人はこのときにこんなことをしたそうだ」という客観的な情報を収集するという。公認心理師養成課程の学部の科目の大半は基礎心理学領域の講義であるが、これはセラピストの情報収集の範囲が片寄らないようにしてくれるものであろう。支援の前段階としてかなり重要な学びである。

情報をまとめ上げる次の段階（アセスメント）は主語が一人称である。つまりあなたがどう感じ、どう理解するかである。近藤（二〇一五）は、対人援助（支援）におけるアセスメントを「一つ一つを自分なりに解釈し、それらを組み立て、生じている問題の成り立ち mechanism を構成し（まとめ上げ）、支援課題を抽出すること、あるいは、その人がどんな人で、どんな支援をしているのかを明らかにすること」と定義している。つまりこの段階で発生しているのは自分の主観であるため、主観のもととなる情報の一部のみをおおげさに取り上げていたり、その情報からは普通は導けない理解を抱いていたり、あまりに治療者の個人史に引き寄せすぎた理解をしたりするなど、ある種の偏った主観が最初に現れることもある。そのため、独りよがりになっていないか、つまり客観的情報から主観的理解が合理的に導かれているのかを教員やスーパーバイザー、あるいは同僚の意見を聞きながら見直していく。共感力もさることながら、多様な客観的情報から合理的に理論的に考えることのできる力が必要である。公認心理師・臨床心理士の養成課程は卒業論文や修士論文を課していることがほとんどであるが、これは自身の論理性を確認し育てるために重要な取り組みであり、その力のお墨つきを大学からもらえることになる。

バイオサイコソーシャルモデルへの素朴な懸念として、人間を本当に三つの側面からとらえていいのか？というものがあるだろう。事実、bio-psycho-social-ethical、bio-psycho-social-cultural、bio-psycho-social-vocationalというモデルも存在する。学部の臨床心理学概論という授業でbio-psycho-socialの次があるとしたら何を置く?と問うてみたことがある。この答えは、religious、experience、cultural、knowledge、environment、family、lifestyle、educational、characteristic、property、playing、relationshipなど非常にさまざまで興味深かった。厳密にいえば、バイオサイコソーシャルモデルの中に入るものも含まれていたが、バイオサイコソーシャルという大きな領域に押し出される形で、個人が人生の中で大切にしているものが析出しているように見えた。同じことを問われたとしたら、あなたは何と答えるだろうか? そしてあなたのクライエントは何と答えるだろうか? 問題の見立てや支援方針のみにこころをとられるのではなく、クライエントが大事にしている世界観を感じながらアセスメントを進めたい。

医学モデルと社会モデル

このバイオサイコソーシャルモデルはたんに精神医学や医学にとどまらず、世界的に大きな広がりを見せている。その一つの象徴はWHO(World Health Organization: 世界保健機関)が二〇〇一年に採択したInternational Classification of Functioning, disability and Health(ICF)であろう。一九八〇年に採択されたInternational Classification of Impairments, Disabilities and Handicaps(ICIDH: 国際障害分類)の改訂版であり、日本語では「国際生活機能分類」と呼ばれている。ICIDHは、機能障害(impairment)、能力障害(disability)、社会的不利(handicap)という三つの層から障害を分類し、おもに身体機能の障害による生活機能の障害を扱うものであったが、障害のネガティブな側面に視野が限定されているという欠点があった。こうしたモデルに現れているのは、障害は個人の特性に帰属する問題ととらえる考えかたであり、「医学モデル」と呼ばれる。それに対して、障害は個人の特性ではなく、社会によってつくられた問題と考えるありかたは「社会モデル」と呼ばれる。

ちなみに、臨床心理学や精神医学では、日本語訳をあてると「障害」や「病気」となる専門用語が多い。disease とは重大な病気のイメージであり背景に身体的な原因が想定されている一方、disorder はそれよりは軽度で通常の機能が失調されている状態を指す。illness は慢性的で長期的な病気であり患者が主観的に体験する苦しみなどの体験のほうにフォーカスがある。sickness はより一般的な病気のことである。本書で使用している「やまい」という言葉は専門的には illness の訳語であることが多いが、まえがきにも書いたとおり、そうした意図はない。また、「疾患」とは狭義には生物学的な原因があることが前提であるが、日常では精神疾患と精神障害を呼び分けるわけではないので、本書ではあえてこだわらない。

ＩＣＦの話に戻ろう。このＩＣＦは医学モデルと社会モデルを統合したものといわれている。厚生労働省（二〇〇二）においても、ＩＣＦは「生活機能のさまざまな観点の統合を図るうえで、『生物・心理・社会的』アプローチを用いる」と明確に謳っている。そして疾患がどのようなネガティブな影響を及ぼしているのかだけでなく、健康がどのようにつくられうるのかという点にまで視野を広げており、生活機能をとらえるための部品としての「言語」を提供するとしている。そして、「ＩＣＦが意図しているのは、１つの統合を成し遂げ、それによって生物学的、個人的、社会的観点における、

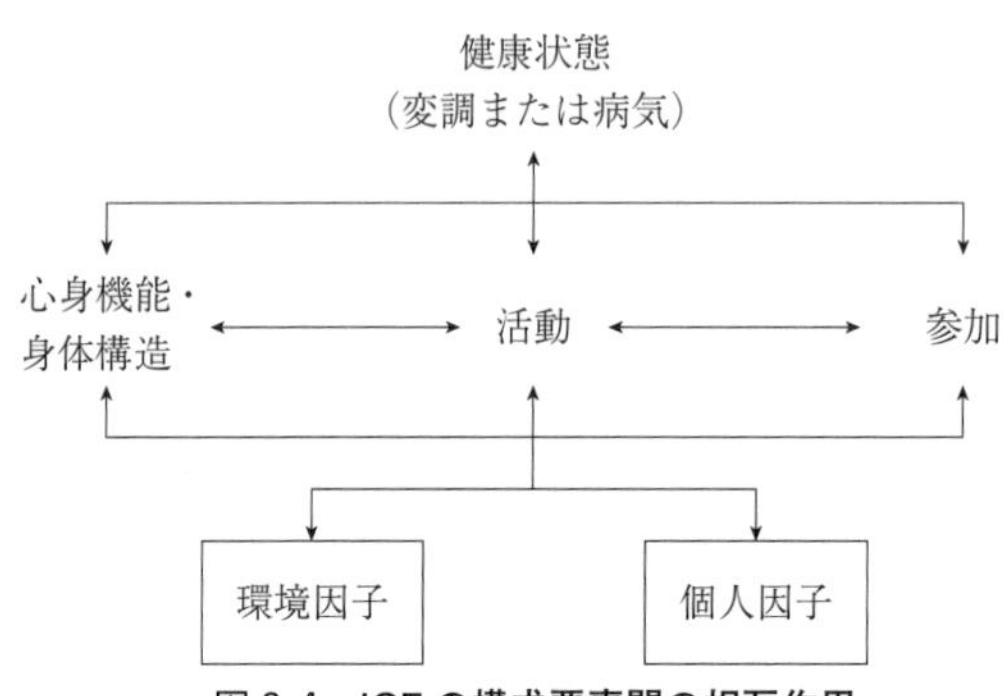

図 2-4　ICF の構成要素間の相互作用

（出典）　厚生労働省（2002）。

健康に関する異なる観点の首尾一貫した見方を提供すること」である。興味深いのは、「言語」というたとえに重ねて、「それを用いて作られる文章の内容は、利用者の創造性と科学的志向性によって違ってくる」と、利用者によって統合の結果が異なることを明確に論じている点である。このことは先に述べたアセスメントにまつわる主観性と危険性に通じる特徴をこの場合もたざるをえないことを示しており、同時にこれが専門家に託された重要な仕事であることを印象づける。

有名な図２－４に挙げられているように、いくつかの要素は相互作用をしており、この図式の中でいずれかの要素のみを重視するわけではない。双方向の矢印は双方向的な影響関係を示しており、たとえば活動という要因は環境因子から影響を受けているが、活動によって環境因子のほうも影響を受けることを表している。それぞれの要素にどのようなものが含まれるのかは厚生労働省（二〇〇二）を参照してほしい。たとえば、「活動と参加」は九つの章から成り、たとえば第７章の「対人関係」では、一般的な対人関係、特別な対人関係と二つのくくりがある。その後者には、「よく知らない人との関係」「公的な関係」

「非公式な社会的関係」「家族関係」「親密な関係」「その他の特定の、および詳細不明の、特別な対人関係」「その他の特定の対人関係」「詳細不明の対人関係」が挙げられている。一言で対人関係といっても、非常に多岐にわたることがよくわかる。

パーソナリティというとらえかた

前節までで、アセスメントのためのパラダイムとしてのバイオサイコソーシャルモデルとその統合について論じた。情報を統合するうえでは、ある程度共通して指し示す方向性のまとまりを念頭において考えてみるのが有用だろう。渡邊芳之（二〇一三）によれば、心理学におけるパーソナリティ概念とは「対象となる現象そのものやそれが発生する構造を指す概念」と「対象となる現象のありさまを指す概念」という二種類があるという。この場合、後者にあたるパーソナリティ類型とパーソナリティ特性との理解が統合の支えになるだろう。

人間はパーソナリティというとらえかたについてどのようなことを考えてきたのか。パーソナリティはそれだけで一つの研究領域をなす大きなテーマであるため、詳細は成書に譲ることとして、パーソナリティ研究の歴史を踏まえつつ、人のとらえかたについて考えてみよう。

パーソナリティ研究の歴史

パーソナリティの教科書ではじめのほうに出てくる人は?と問われればエルンスト・クレッチマーの名前が挙がるかもしれない。精神科医である彼が考えたのは、体格と性格を対応づけるということであった。このように何かの基準によって人の性格をタイプ分けする考えかたは「類型論」といわれている。クレッチマーは、肥満型、細長型、筋骨型という三つの体格の類型と精神疾患との対応を見出し、それぞれの体格の人に、躁うつ気質、分裂(統合失調症)気質、粘着気質という性格が多いことを見出した。こうした記述の方法はカテゴリカル(categorical)な記述とも呼ばれる。

その後に出てきた特性論は、ある特徴がどれぐらいあるのかをとらえようとする考えかたであり、次元的あるいはディメンジョナル(dimensional)な記述といえる。パーソナリティ研究の歴史の中でゴードン・オルポートやレイモンド・キャッテルなどの研究を耳にしたことはあるだろう。特性論は、傾向を論じる方法であるともいえる。たとえば、「まじめさ」という特性を取り上げるならば、この人はまじめさという特性が高い、この人はまじめさという特性が低い、という形でとらえることになる。一つの特性の軸のどこにあたるのかを考えるため、複数人をこの形でアセスメントすれば、相対的な位置づけがより明確になる。

特性論では「この人はこういう人だ」というイメージがピックアップする特性によって変化していく。たとえば、まじめさ特性だけを取り上げると同等の人であっても、それぞれ外向性が高い人と低い人では、印象がずいぶんと違ってくる。前者ではまじめでありつつも人の面倒をよく見る人のように思えるし、後者では自分のことを淡々とこなしていくような人物像だろうか。このように、まわりの人と比べてどのような特徴をもっているのかという点で特性論は有用であるが、何を取り上げるのかという点が人物理解にクリティカルに関わってくる。そうすると、人をとらえる部品としての特性にとりこぼしを避けたくなるのは自然な欲求であるものの、部品をすべて問うことは不可能である。

そのような要請から、因子論は性格をとらえる言葉を集めて因子分析し、いくつのかたまり（因子）で性格をとらえることができるか、という議論を続けてきた。現在、代表的なのはパーソナリティを五次元で記述するビッグファイブという考えかたであろう。これは、神経症傾向（Neuroticism）、外向性（Extraversion）、開放性（Openness）、協調性（Agreeableness）、統制性（Conscientiousness）の五つの次元から測定する。丹野（二〇一七）は、ビッグファイブの各次元が、バイオサイコソーシャルの側面とどのように対応するのかをまとめているので紹介したい（表2-1）。人間をとらえようとしてきたパーソナリティ研究の成果は、人間を取り巻くあらゆる現象を統一的に見るための基盤を提供してくれる。

パーソナリティの特徴の中で、継時的安定性とは時間を通してその特性をもっていることであり、通状況的一貫性とは、さまざまなシチュエーションにおいてもその特性が変わらないことを意味している（渡邊芳之、二〇一三）。たとえば、ビッグファイブの中の「開放性」が高い人を例にとると、時間を通して独創性を発揮しつづけ、それが家庭であっても学校であっても変わらないことになる。パーソナリティ研究の意義の一つは、あるパーソナリティをもつ人が将来どのような行動に至るのかを

表 2-1　性格研究のビッグファイブパラダイム── 生物・心理・社会の統合モデル

因子	神経症傾向（Neuroticism）	外向性（Extraversion）	開放性（Openness）	協調性（Agreeableness）	統制性（Conscientiousness）
特徴	＋神経症傾向高 －神経症傾向低	＋外向性 －内向性	＋独創性 －平凡	＋協調性 －分離性	＋統制性 －衝動性
生物学	扁桃体，セロトニン系	中脳ドーパミン報酬系	前頭葉機能	ソーシャルブレイン	衝動抑制系
心理学	罰感受性 ネガティブ情動性	報酬感受性 ポジティブ情動性	知能 拡散的思考（創造性）	共感性 心の理論	達成動機 完全主義 衝動抑制
病理	＋C群パーソナリティ症など，不安症，うつ病	＋演技性パーソナリティ症 －回避性・強迫性・統合失調型などのパーソナリティ症	＋統合失調型パーソナリティ症	＋依存性パーソナリティ症 －自閉スペクトラム症，統合失調症（自閉），B群パーソナリティ症	＋強迫性パーソナリティ症 －ADHD，B群パーソナリティ症
社会学	＋自殺 －危険行動（リスク過小評価）	＋リーダーシップ －ひきこもり	＋芸術的創造性	＋向社会行動，集団埋没 －非行・犯罪，反社会性パーソナリティ症	＋経済成長，職業的成功，摂食症とダイエット －依存症（薬物・ギャンブル依存），アパシー

（出典）丹野（2017）を改変。

予測することであるため、この二つの前提はとくに重要である。しかし、それほどまでに特性が安定・一貫しているだろうかという疑問も浮かんでくる。アメリカのパーソナリティ心理学者であるウォルター・ミシェルはその著書 *Personality and assessment* において、パーソナリティの一貫性について疑問符を突きつけた（Mischel, 1968）。これまでの研究のメタ分析から、ある特性をもっている人でも、さまざまな状況で同じように振る舞うわけではないことを示し、通状況的一貫性を前提とする特性観を批判したのである。このことは、行動を生じさせているのは個人の特性よりも状況であるという新しい考えかたを生み、二〇年ほどの論争が続いたとされる。これがいわゆる「人か状況か論争」と呼ばれる動きであるが、最終的には状況と特性の相互作用論が展開され、いまに至っている。

パーソナリティのパラダイムから見えること

臨床実践のアセスメントを振り返るなかで、パーソナリティというパラダイムの性質を知っておくことは意義深い。まず、何らかの類型を耳にするとおそらく、「この人はこういう人だ」という全体的な人となりのイメージを感じることだろう。類型論はまとまったイメージを伝えやすい。「うつ病」という病名も一つの類型であり、その人の全体的なイメージをかたどる。一度イメージがつくられるとそれとは相反する情報が自然と目に入りづらくなるので（確証バイアス）、イメージと異なる情報がないか目を向けて取り入れつつ、柔軟にイメージを再構成していくのが望ましい。先述のように、アセスメントは循環的に変化していく。治療者としては、アセスメントを統合した結果によって、全体的なイメージがもたらされたとしても、その中身に目を向け続けなければならない。また、うつ病にも旧来からのメランコリー型のうつ病もあれば、新型うつ病と呼ばれるものもあり、相手にイメージを伝える場合には一つのラベルが同じものをイメージさせるかどうか、注意が必要である。

類型論への批判として、大勢の人間をいくつかのタイプに分け切ることは難しいという点がある。そのためうつ病の例でいえば、「気分が重い」とか「時間を楽しめる」という特徴がどの程度あるのかという特性論的なとらえかたを組み入れる必要がある。そうすれば、どういう特徴がどの程度あるうつ病なのかがわかりやすい、つまり部品を把握しつつ全体をイメージすることができる。確立された診断基準があれば、そこに挙げられている特徴の程度を見ていき全体像をイメージするという方法もある。しかしながら、そうしたリストが確立されていないとしたら、何を挙げるのか、何を問うのかという点はかなり治療者に任されてしまうので、先行研究に基づくのが安全であろう。さらに、それぞれの部品からどのような人かを統合的にイメージするのも治療者に任されるという面があり、トレーニングが必要である。

「人か状況か論争」とは、どのような状況であっても同様の行動を行うことが当然であるかのように論じてきた従来の特性論への反対意見であるが、おおいにうなずける。まじめさが高い人といってもどのような状況においてもまじめな行動をとっているかというと、そうはいえないような気もするし、神経症傾向が高い人がいつも葛藤に苦しんでいるかといえば、家ならリラックスできることもあるはずだ。こうしたことから、特性を方向性として念頭に置きつつも、状況の中で揺らぎが現れるものと考えておくほうが柔軟であろう。

丹野（二〇一七）は、ビッグファイブを題材に、状況と特性の位置づけを巧みに表現している。パーソナリティは固定的なものではなく、むしろ、身のまわりの状況に適応しようとして揺れ動く振り子のようなものと考えるのだ。たとえば、神経症傾向が高い人なら高得点から低得点を結んだ軸の中の、平均値より高いところに振り子が設置されていると考えてほしい。軸の両端に広がる領域には、平均からずいぶん離れているという意味で病理的な範囲が存在する。たとえば就活という状況に適応しようとすると葛藤が生じ、振り子が揺れ始める。振り子が揺れること、つまり葛藤を生じることは自然なことで、ほとんどの人は健常域の振れ幅の中で、心理的な体験をする。神経症傾向が高いほうに振れれば危険を回避したり、慎重になったりする特徴が現れるが、いずれ低いほうに振れて、楽観視したりリスクを過小評価したりするなどの特徴が現れ、葛藤が収まって振り子が止まっていく。ただし、平均よりある程度高い得点の高いところに振り子がついている人は、葛藤の中で振り子が病理の領域に入ることもある。その場合、神経症傾向から予測される病理として不安症やうつ病が出現する（表2-1）。

ビッグファイブというパラダイムは、特性論のとりこぼしをなくす点で因子論的パーソナリティ理論の結晶というべきものであろう。その上で、日常的に体験する揺らぎという点をパーソナリティ理論の中に認めるのなら、たんなる特性の静的な記述ではなく、「葛藤の五次元」とでもいうべき動的パラダイムへと変貌する（丹野、二〇一七）。本章で追い求めてきたのは、その人の全人的なイメージにどのように迫れるのかであった。アセスメント結果を統合して記述すると、ある意味静的な像を結ぶことにはなるが、何らかの軸の上でそのイメージが揺らいでいく可能性を意識しておくとよいだろう。

アセスメントモデルを理解するということ

本章では、バイオサイコソーシャルモデルから見えるこころの諸相と、パーソナリティ理論の変遷から見えるイメージの統合の際の留意点について論じた。バイオサイコソーシャルモデルについては、近年ナシア・ガミー（二〇一二）による批判が挙げられている。ガミーはバイオサイコソーシャルモデルを超えるとらえかたとして多元主義を唱え、「方法に基づく精神医学」（method-based psychiatry）というモデルを提唱しているので、興味のあるかたは参照してほしい。

ただしこれまでの歴史を見ても、どのような理解モデルであっても「完全」なものにはならないようだし、完全なものの完成を待ってはいられない。目の前の人に優しい支援を提供するために、モデルの本質的な狙いを自分なりに理解し、それを実現できるよう工夫すること、そして不足しているものがあればそれを自分なりに補ってみること、その結果を客観的に反省するという態度が必要だろう。こうした学びはこのモデルに限ることではなく、臨床心理学のさまざまなパラダイムや技法を学ぶ際にもあてはまることだと思う（ただし、先述のように独学のみでは危ない面が残る）。本書の中であえて指してみるなら、目の前の人と何を目指すのかについては第4章、どのようにそれを進めるかについては第5章、治療者としての自分や研究との距離感をつかむには第3章、目の前の人との距離感や理解については第6章と第7章から理解が広がっていけば幸いである。

それではバイオサイコソーシャルモデルの本質は何なのか、自分の言葉で表現するとどのような本質といえそうなのか、考えてみてほしい。

第3章

バイオから見えてくるやまい
やまいの理解における「客観性」と「主観性」

Cl.：気分が落ち込んでしまうんです。なんだかつらいんです。

主訴という短いフレーズの中にはさまざまなテーマが隠されている。どのような言葉をかけて改善に導くのかは、それぞれの治療者の専門性の方向や技量、このかたの状態などを考慮した、複雑な判断が関わっている。

あなたが生物学的な要因に関心がある医師なら、このような返答もありうるだろうか。

Th.：気分が落ち込むのはうつ病の症状だといわれています。うつ病はセロトニンが欠乏していることが原因だと考えられています。セロトニンを増やすには、このお薬がいいといわれていますから、始めていきませんか。

この場合、治療者は症状がうつ病のものであるという理解をしたうえで「生物学的な要素を含む定説」による改善法を提案している。ここでは脳内伝達物質の一つであるセロトニンが話題となっているが、脳をはじめとした物質の働きから人間のこころを考える生物学的な理解は、こうであってほしいという人間の私情をはさまない「客観的」な知見であると受け取られるだろう。第1章で見たように、生物学的な側面からこころのやまいを理解しようとする流れは長く大きい。それと同時に、生物学的な側面からその人のこころがわかるのか、という素直な疑問もずっと表されてきた。

本章ではこころのやまいについてのごく一般的な生物学的理解について紹介するが、たんに知識を伝えたいのではない。精神病理の生物学的理解は日進月歩であるため、詳細は最新の研究で確認をしてほしい。むしろ、こうした質の情報に触れることで、あなたがどのような反応をするのか、あなたのとらえかたがどのように変化するのかを意識化してほしい。生物学的理解に触れたときの感覚は、客観的にこころをとらえる、あるいはこころを説明するという行いに共通して付随するものだ。そして、こころを知るにはどうしたらよいか、こころを研究するにはどうしたらよいのか、という論点をよりはっきりと浮かび上がらせるだろう。

近現代の生物学的研究

Nature は *Cell* や *Science* と並び称せられる超一流の科学雑誌であるが、二〇一〇年初頭の号で〝*A* decade for psychiatric disorders〟という論説が掲げられ、これからの一〇年は精神疾患を解明するための一〇年にすることが論じられた（Nature, 2010）。科学的な理解が精神疾患に求められていることがよくわかる。第1章で紹介したように、こころのやまいの原因を生物学的要因に求める傾向は非常に古くからの流れがある。

大芦（二〇一六）をたよりに近代的な生物学的研究の歴史を見てみよう。脳や神経、身体や内臓とこころのやまいとの関連を科学的に追求する流れは一九世紀に始まる。ヴィルヘルム・グリージンガーが「精神病は脳病である」と主張したのは有名である。ポール・ブローカが「タン」という言葉しか話せなくなった患者の脳を解剖し、左半球前方の病巣（ブローカ野）との関連を主張すると、脳組織の顕微鏡研究が盛んになった。カール・ウェルニッケは左半球の別の場所の病巣（ウェルニッケ野）が原因と考えられる失語症を報告し、アロイス・アルツハイマーは老人の知能低下した脳の特徴から認知症の理解を発展させた。当時は進行麻痺（妄想や記憶力の減退など）が流行していたが、梅毒トレポネーマが進行麻痺の原因であることが細菌学で明らかになると、サルバルサンという梅毒治療薬が開発され、進行麻痺の数は減少した。

二〇世紀初頭になると統合失調症や躁うつ病への治療に決定打がないことの閉塞感があった。これがジークムント・フロイトの精神分析の長い支配的な状況を引き込んだが、一九五二年にクロルプロマジンが発見され、精神病への治療に光明が差した頃から、再び生物学的研究が盛んになっていった。もともとクロルプロマジンは精神病の治療を目指したものではなかったが、精神病の症状を和らげることが知られると、その薬理に着目した精神病へのアプローチへと発展し、その後のドーパミン仮説など神経伝達物質をこころのやまいの背景に据える生物学的アプローチの一つの基盤となった。脳の活動をつぶさにとらえることが可能になり、脳部位のブドウ糖代謝の機能をとらえるPET、血液中のヘモグロビン濃度に伴う信号の変化をとらえるfMRI研究も盛んに行われている。これらは、こころという見えないものに生物学的な背景があることをたしかに示す、つまりやまいを可視化する働きをもっているといえる。以下では定評のある解説書（Barlow & Durand, 2014; 岡野、二〇〇六、二〇一三）などを手がかりに、おもに脳科学と遺伝学からこころのやまいがどう見えるのかについて紹介する。

こころのやまいと神経系

笠井（二〇一三）は「医学の各分野は、特定の臓器とその機能を扱うが、精神医学の場合、臓器＝脳であり、機能＝こころである」とみごとにまとめているが、まず脳について簡単に紹介し、こころのやまいととくに関連する機能について触れていく。人間の神経系は、脳と脊髄からなる中枢神経系（central nervous system）と末梢神経系（peripheral nervous system）に分かれる。末梢神経系は、随意筋を制御し感覚情報を中枢神経に送る体性神経系、そして心血管系など不随意筋を制御し、内分泌系を制御する自律神経系がある。自律神経系は、エネルギーを消費する交感神経系とエネルギーを節約する副交感神経系からなる。

交感神経系はストレスや危険が迫ったときなどに器官や腺を即座に動かして臨戦態勢にする。アメリカの生理学者であるウォルター・キャノンは、生体が外からの刺激や環境の変化にさらされても、体内を一定に保とうとする機能をもっていること、つまりホメオスタシスを提唱した。そして、それを脅かす緊急事態に触れると、「闘争・逃走反応」が生じて、体が危機に対応していけるように準備をする。

ストレスの種類によらない非特異的な身体的反応を発見し、汎適応症候群と名づけたのはハンス・セリエである。汎適応症候群は三つの段階から構成される。一つ目の警告反応は、キャノンの「闘争・逃走反応」と同じく、体が緊急事態に対応するための準備をしている。この反応を起こすのが、視床下部－下垂体－副腎系（ＨＰＡ軸）である。視床下部とは交感神経系、副交感神経系、内分泌系を調整する働きをもっている。副腎からアドレナリンやノルアドレナリンといったホルモンが分泌される。そのことによって交感神経系が覚醒し、心拍数の上昇、血圧の上昇が生じる。コルチゾールというホルモンは「闘争・逃走反応」を起こし、問題に対して対応することを可能にする反面、長く続きすぎると免疫系を弱らせるというデメリットも生じる。コルチゾールは別名ストレスホルモンとも呼ばれている。緊急事態の対応が長引いた場合、二つ目の抵抗期となる。この段階では、事態に対応できるように身体が準備しているものの、身体的変化は弱まっており、ストレスに適応している状態である。それ以上に長引く場合、最後に疲憊期が訪れる。この時期では身体的な疲弊によって、体が損傷しており、ストレスへの適応はできず、精神障害を含め他の疾患をわずらうこともある。ＨＰＡ軸は多種多様な精神障害に関与しているとされている。それに対し、副交感神経系は交感神経系のバランスをとる働きをしており、覚醒を戻したり消化を助けてエネルギーを保存したりするなどの働きをしている。

中枢神経系に話を移そう。大脳皮質には一四〇〇億ものニューロンと呼ばれる神経細胞があり、電気信号で情報を伝達している。ニューロンは軸索と樹状突起という二つの部分に大きく分けることができ、ニューロンとニューロンの接続部分はシナプスと呼ばれている。軸索の先端に電気信号が伝わると、神経伝達物質の放出が促され、次のニューロンの細胞膜にあるレセプター（受容体）に受け取られる。そしてその受け取られた化学信号が電気信号へと変換されて、次のニューロンが情報を受け取る。神経伝達物質にはモノアミン系のノルエピネフリン（ノルアドレナリン）、ドーパミン、アミノ酸系のγ－アミノ酪酸（GABA）、グルタミン酸、セロトニンなどの種類がある。グルタミン酸は興奮性の神経伝達物質であるのに対し、GABAは情報伝達の抑制を行っている。セロトニンやドーパミンなどはこの二つの活動を制御している。GABAはシナプスへの伝達を抑制するので、感情や行動などを抑制する働きをもつが、たとえばベンゾジアゼピン系という薬はGABA－Aという受容体に働いてGABAの作用を強めることで、抗不安効果をもつことになる。

神経伝達物質はニューロンにそのおもな経路があり、部位に応じた影響を及ぼす。セロトニンは行動や気分・思考プロセスを司っている。極端にセロトニンの活動レベルが低いと、抑制が低まるので、怒り、自殺、衝動的な性行為などが現れるのに対して、活動レベルが高いとGABAと相互作用してグルタミン酸の影響を相殺する。ノルアドレナリンは、呼吸など基本的な体の働きに作用するといわれているが、全体的にさまざまな影響を与えるもので、危機的状況における反応を司っている。ドーパミンは、さまざまな神経伝達物質のスイッチのような役割をしており、セロトニン回路との関わりがあるため、同様に感情や行動に関連する神経伝達物質に影響を与えている。セロトニンは抑制に影

表 3-1　おもな神経伝達物質と行動への影響

神経伝達物質	関与	行動への潜在的な影響
アセチルコリン	筋肉の活動，記憶	覚醒度の向上，認知機能の向上
β- エンドルフィン	痛み，喜び	不安の緩和，緊張の緩和
ドーパミン	気分，睡眠，学習	喜びの増進，食欲の抑制
γ- アミノ酪酸（GABA）	脳機能，睡眠	不安の緩和，緊張の緩和
グルタミン酸	記憶，学習	学習の向上，記憶の向上
ノルエピネフリン	心臓，胃腸，警戒	覚醒度の向上，食欲の抑制
セロトニン	気分，睡眠	気分の調節，食欲の抑制

（出典）　Spielman et al.（2020）を翻訳。

響をしているので、互いにバランスをとるような関係性がある。表３－１はそれぞれの神経伝達物質がどのようなことに関与しており、行動にどのような影響を与えうるかについてまとめてある。

こうしたニューロンのまとまりが脳の実態であるが、脳の構造は大脳皮質、間脳、辺縁系、小脳という四層構造であるといわれている。精神障害の大きな特徴は感情であり、苦悩や苦痛が生じるものであるが、感覚器から入ってきた情報は、視床という場所を経由して、扁桃体（amygdala）に送られる。この扁桃体は小さい組織ながら重要な働きをしている。それは、送られてきた情報が危険かそうでないかを判断するのである。危険であると判断された場合はこの扁桃体が興奮し、闘争・逃走反応を生じさせる。つまり、その情報が視床下部に送られ、先ほどのホルモンの分泌を促すことになる。

扁桃体の興奮は安全が確認されるまで続くことが明らかになっているが、もう一つ特筆すべきは、ここに情報が入るルートは視床からだけではないことである。つまり、視床からの情報はいち早く扁桃体に送られるのに対し、視床から前頭葉を経由して扁桃体に情報が送られる別のルートが存在する。このルートは危険情報についての分析が前頭葉で加えられることを意味する。前頭前野は情報の統合と行動のプランニングを行う部位であり、その場でどういう行動を行うべきかをコントロールしようとする。そして分析された情報を扁桃体に返すという重要な役割をもっているが、視床から送られる情報処理よりも遅れるため、扁桃体の興奮が先に起こる。扁桃体と前頭前野は双方向に情報を送り合う仕組みになっているが、扁桃体の力は強いので、興奮した扁桃体が送った情報によって前頭葉はストップしてしまい、何もできなくなる、つまり「頭が真っ白」になるという現象が出現するという（岡野、二〇〇六）。

脳科学は知覚・認知（cognitive neuroscience）に関する機能から、情動（affective neuroscience）の解明に至り、社会脳（social neuroscience）が話題になったのはついこの間のことであるが、現在は「最も高次の精神機能である自我の解明を目指す、『自我脳』とでもいうべき段階」にきているという（笠井、二〇一三）。脳についての知見はこころのやまいの解明やその治療に対して、今後も貢献がおおいに期待される。また、脳科学については、日本を代表する科学者たちによる日本神経科学学会の脳科学辞典が便利なので参照されたい（脳科学辞典ウェブサイト）。

こころのやまいと遺伝

こうした生物学的な仕組みをつくり出しているのが、ジェームズ・ワトソンとフランシス・クリック（Watson & Crick, 1953）の「DNA二重らせんモデル」の発見に端を発した遺伝子の働きであり、私たちの生命の原点である。そして、個人差の生物学的基礎として大きな影響をもっている。遺伝子は染色体の中にあり、ヒトの染色体は二二対の常染色体と一対の性染色体に分けられ、計四六本が存在する。両親から半分ずつの遺伝情報を受け継いで、遺伝子型が決定される。そして、観察可能な特徴である表現型に現れてくる。

個人の遺伝子を検査することができるようになると、特定の精神障害のある集団と、精神障害のない集団とで、どの遺伝子にどのような違いがあるのかが調べられている。精神障害は単一の遺伝子によって制御されているものではなく、複数の遺伝子によって現れてくる。そして、その遺伝子をもっていれば必ず精神障害が生じるのではなく、環境も影響する。そのため、同じ遺伝子をもっている一卵性双生児と五〇％を共有している二卵性双生児との比較を行う。たとえば、大塚（二〇二二）によると、同胞（きょうだい）の片方が自殺した場合、一卵性双生児のもう片方が自殺する確率は二卵性双生児のもう片方が自殺する確率の二・七倍であるという。これは自殺に遺伝要因が関わっていることを示唆しているといえるだろう。

また、ある特徴に個人差がある場合、その何％が遺伝によるものかを推定した数値を遺伝率（h^2）と呼ぶ。遺伝率が高ければ、遺伝によって個人差が決められている割合が高く、低ければ環境の影響が大きいことを意味する。遺伝率を検討することによって、併存しやすいこころのやまいの異同についての理解が進展する。たとえば、大井（二〇二二）によると精神障害の遺伝率は三〇〜八〇％ほどとされるが、これはおおまかにいえば精神障害をもつかどうかの個人差が遺伝で決まる割合を表した統計学的な目安であり、精神障害をもつ親から精神障害をもつ子どもが誕生する割合ではないことに注意が必要である。

双極症とうつ病はかつて気分障害にまとめられていたが、双極症と統合失調症との間に遺伝的共通性があることが示された。それに対して、うつ病は不安症と遺伝的に高い相関をもっていることが明らかになっている。不安症やうつ病の遺伝率は三〇～五〇％程度であるといわれている。また、DSM－Ⅳ－TR（American Psychiatric Association, 2000）では不安障害にまとめられていたPTSD、強迫症は遺伝的に異なることが明らかになり、DSM－5ではそれぞれ別の大きな診断基準のカテゴリーの下へと分けられることとなった。同様に、統合失調症と自閉スペクトラム症は症状が類似しつつも、一九七〇年代頃には別々の疾患であると認識されるに至っているが、最近のゲノム研究からは、双方の連続性が指摘されている（久島、二〇二二）。

遺伝要因と環境要因との関係性について、素因－ストレスモデルの考えかたは押さえておきたい。単純な例では、アルコール依存症には遺伝的な脆弱性が存在する、つまり特定の遺伝子をもつとアルコール依存症になりやすいといわれているが、遺伝的な脆弱性が低いからといって、お酒を飲み続けてアルコール依存症にならない保証はない。脆弱性が低い場合には、アルコール依存症の発現には多くの飲酒が必要になるが、脆弱性が高い場合は少量でもアルコール依存症が発現する。同様に、PTSDの双生児研究によると遺伝率は三〇～四五％程度と一定の遺伝的な脆弱性が存在しているが（堀・金、二〇二二）、疫学研究によるとトラウマを体験した人が六〇％いたとしてもPTSDを発症していたのはそのうち一・三％にとどまっていた。遺伝的な影響をもっていることが精神障害を発現することとイコールではないこと、同じストレス状況にあっても精神障害になる人とならない人があることがよくわかる。

環境要因の強いとされるうつ病を例に、うつ病の遺伝と環境の関係性（遺伝環境相互作用）を紹介しよう。遺伝環境相互作用には、遺伝環境交互作用（gene-environment interaction: 同じ遺伝要因であっても、異なる環境要因の影響を受けて異なる表現型が表れること）と遺伝環境相関（gene-environment correlation: 遺伝によって環境要因が同じ方向に影響すること）といった方向性がある。松本他（二〇一三）は、遺伝疫学で名高いアメリカの精神科医ケネス・ケンドラーのうつ病の研究について、次のように要点をまとめている。まず、うつ病の遺伝環境交互作用に関しては、前述の素因－ストレスモデル的な発症の仕方をする。つまり、環境としてのストレスイベントがなければ、遺伝的素因の強さによって発症率に影響の違いはないが、ストレスイベントがある際は、遺伝的に素因が強いほうがうつ病の発症率が高くなる。脳を形成するタンパク質は遺伝子によってつくり出されるものであるが、そもそもタンパク質を形成する際に、環境要因つまり養育体験の影響を受ける。養育体験は、環境をどのように認識し、どのように行動をとるのか、そしてどのように情動反応するのかといった行動や情動反応の様式、つまり人格傾向に影響をする。こうして神経症傾向（neuroticism）が得られると、行動への態度に影響を与えるので、身のまわりのことを神経質にこなすことになるだろう。

また、遺伝環境相関という関係性は興味深い。たとえば、親が神経質に身のまわりの家事をぴりぴりてきぱきと行っているとしたら、子どものほうも怠けてはおられず、同じくてきぱきせざるをえない環境に置かれるかもしれない（受動的相関）。あるいは、そのような行動ですっきりした気分になれることに目覚め、みずからてきぱきする行動を選ぶ場合もあるだろう（能動的相関）。そんなすっきりした表情を見て、まわりの人がさらに仕事をお願いすることが増えて、パターンが強化されることもあるかもしれない（誘導的相関）。このように遺伝要因によって特定の環境要因が導かれるようになるのだ。そして、神経症傾向の対人的過敏性で他者を頼れなくなると、うつ病が発現する要因の一つである、ソーシャルサポートの少なさという結果になる。このように、もっている遺伝子によって環境が方向づけられることがあるのが驚くべき遺伝子の影響である。

研究領域基準

ここまで見てきたように、DSMに基づいた生物学的研究がおおいに精神障害の理解を進めてきたが、併存症が多いというDSMの特徴は治療研究の結果に大きく影を落とす。たとえばうつ病の治療法の効果を確認する際、うつ病のみをもつ患者を対象としなければ、厳密にいってその方法が「うつ病」に効いていることがわからない。そのため、併存症をもつ患者を臨床試験には入れないことが基本的な慣行であるが、実際は併存症をもつ患者は多く存在する。そのため、併存症をもっている患者に対して、単一の疾患に効くことが明らかとなった治療法を使うことになるが、その場合、どの治療法でもよくて半数の患者にしか効果が表れないとさえいわれている（Wong et al., 2010）。言い換えれば、DSM流の臨床における使いやすさ、イメージのしやすさで研究を行うことの限界があり、これまでの生物学的研究が生かし切れていないという現実があった。そのため、遺伝学や神経科学の知見を蓄積するための新たなパラダイムが必要であった。

アメリカの精神科医トーマス・インセルはアメリカ国立精神衛生研究所（National Institute of Mental Health: NIMH）の所長であり、先述の問題意識から研究領域基準（Research Domain Criteria: RDoC）の提唱を行った。ＲＤｏＣはネガティブ系（Negative Valence Systems）、ポジティブ系（Positive Valence Systems）、認知系（Cognitive Systems）、社会系（Systems for Social Processes）、覚醒／制御系（Arousal and Regulatory Systems）の五つのドメインから人間の行動や機能を分類する。そしてそれぞれについて、遺伝子（Genes）、分子（Molecules）、細胞（Cells）、回路（Circuits）、生理（Physiology）、行動（Behavior）、自己報告（Self-Report）、パラダイム（Paradigms）といった研究方法を組み合わせたマトリックスをもとに研究を整理して進めていく（橋本他、二〇一八）。

ＲＤｏＣのマトリックスの全容はサイトをご覧いただくこととして（National Institute of Mental Health ウェブサイト）、どのような説明がされているのか一例を挙げてみよう。ネガティブ系には、差し迫った脅威（恐怖）（Acute Threat〔Fear〕）、潜在的な脅威（不安）（Potential Threat〔Anxiety〕）、持続した脅威（Sustained Threat）、喪失（Loss）、満たされない無報酬（Frustrative Nonreward）という構成概念が収められている。不安（Anxiety）においては、「害が生じる可能性があるものの、その可能性が遠かったり、曖昧であったり、低い／不確かである際に起こる脳システムの活性化であり、リスク評価が高まる（vigilance）といった反応が特徴である。切迫さが低い脅威に対する反応は、恐怖を特徴づけるような切迫さが高い脅威に対する行動とは質的に異なる」と記述されている。分子としてコルチゾール（Cortisol）、副腎皮質刺激ホルモン放出因子（CRF〔Corticotropin-Releasing Factor〕family）があり、回路としては分界条床核（Bed nucleus of stria terminalis）が挙げられている。

生物学的理解の利点

こころのやまいに関する生物学的研究を概観すると、利点が多いことに気づく。第一に、こころのやまいを治療するための薬をつくることが可能となる。神経伝達物質には先述のように特定の経路があり、その経路にある脳部位の働きと連動する。その電気信号の伝達に対して、神経伝達物質の活動を高める物質（agonist）、活動を減らしたりブロックしたりする物質（antagonist）を薬として投与することができれば、脳の働きに直接的に影響を与えることができるだろう。

そして、生物学的研究はこころのやまいを可視化させるという点も重要であろう。たとえばうつ病の患者における扁桃体の活動の低下がｆＭＲＩで示された場合、目に見えないこころのやまいであっても、こころにおける変調が実際に存在することを示す強い証拠になる。そして、うつ病という構成概念に信憑性が伴う。こころに現れた見えない問題だけに、「じつは怠けているのでは」とか「たるんでいるからそうなってしまうんだ」などと、「気のもちよう」に問題があるとされがちになるのがこころのやまいである。物事の原因や背景にこころを見る考えかたを心理主義（メンタリズム）と呼ぶが、これは物事の原因や背景に限らず、その対処にも及ぶものである。つまり、本人の努力などといった心理的な働きによってそれを克服するべき、という信念にもつながりやすい。岡野（二〇〇六）がいうように、心理主義の最大の弊害は、「患者さん自身が『自分が悪い人間だから病気になった』と考えること」である。こころというよくわからない部分に、自分だけでなく周囲が改善の糸口を見出すことは自由であるが、この部分には同時に責任も入り込んでいく。もっと頑張ればよかった、気を引き締めていなかったからこんな病気になってしまったと思っているクライエントが、生物学的な要因によってやまいが引き起こされていると知ると、自分の努力や気のもちようでできる範囲の問題ではないという認知につながり、本人の責任が和らげられることになる。

もう一つの治療上の利点は、生物学的なメカニズムが明らかになることで、心理的な「欠陥」をカバーするために過度に努力をさせるようなケアだったり、無理な方向づけをするようなケアに至らなくてすむという点である。イップス病とはたとえば野球選手が球を投げようとしてもどうしてもうまくできなくなる病気であるが、実際は、緊張によって生じた大脳辺縁系の興奮から筋肉へ異常信号が発せられてしまうこと、そして緊張下における別の神経回路が成立してしまうことによるという（岡野、二〇一三）。こうなると失敗を恐れているからそこに介入しようとか、慣らせばいいからなおさら練習をたくさんさせるというような熱のあるケアは無効であるという印象を強くする。岡野（二〇〇六）は「『心を脳の立場から理解する』こととは、心が『ハードウェア（脳）の摂理』に従うという現実を常に忘れないということ」と述べている。遺伝的素因に目を向けて支援を考えるならば、その脆弱性に対する耐性や受容を高めること、発現しないように工夫すること、段階的により適応的な行動へと置き換えていくことという三つの方向性（Livesley, 1999, 2001）が表れる（ジャン、二〇〇七）。「遺伝子は行動を決定させるものではない。むしろ、環境が提供しうる可能な経験の範囲に対し、可能な反応の範囲を設定するものである」というロバート・ワインバーグ（Weinberg, 1989）の言葉をケリー・ジャンは紹介している。岡野の言葉を借りると、「無限に心理主義に逃げ込める」ことに対して警鐘を鳴らしてくれるのが生物学的理解である。

生物学的理解の難点

しかし、上記の利点はそのまま難点と表裏一体かもしれない。曖昧で見えないはずのやまいが可視化され実体化されると、その人にやまいが存在するという確かな印象を抱かせる。そもそも「健常者」から見れば、「患者」という人たちは自分とはかなり遠い存在と感じられているかもしれないので、その違いに証拠が加わると、たんなる機能障害であってもスティグマ（第4章参照）を強めるかもしれない。同時にやまいをもっている当事者からすれば、一時的に責任を外在化することに寄与するものの、生まれもった体に他人と違った部分があるように感じるなら、苦悩をもって生きることを運命づけられたかのように感じても無理はない。

第1章で紹介した反精神医学のムーブメントは、統合失調症が実在するか、あるいは精神科医が創った物語であるか?という点が根本にあった。実在化の行く末として懸念されていたのは、統合失調症をもつ人が「資本主義社会の邪魔になる人たち」として排除されてしまうことであった。生物学的研究の知見自体、非常に価値のあるものだが、それによってどのように人が動かされるのかという点にも目を配ってみよう。一つに、こころのやまいが実体化されると、人はそれに対して何らかの対応を余儀なくされるように思う。たとえば、職場で診断書が提出されると、周囲は休めるように便宜を図らねばならないし、同時に本人が治療に専念していないように見えると、まわりは複雑な心境になるかもしれない。また、学校での不適応のもとを探って発達検査を受けることになった子どもが神経発達症の診断を得てしまった場合、いままでどおりに暮らしたいと本人や親が願っていても、まわりは療育を受けるように強く促すかもしれない。治療に向けて動くかどうかは、本来自由意思に基づくべきものである。

そして、次に挙げるような反応は素朴であるものの、この種の理解の仕方の本質的な点を指摘しているだろう。「こころのやまいについての生物学的な背景はよくわかった、しかし神経伝達物質や脳の働きを知ったからといって、私の目の前にいる人のことを理解できたという気持ちになれない」とか「『客観的』にはそのようなメカニズムがあるのだろうが、それでは目の前の人の心情がわからない」という訴えである。臨床心理学の学生からよく聞かれるこの言葉は、けっして勉強不足から出てきたものではない。この反応は、「わかる」という行為はじつは一つでないこと、そして生物学的研究をはじめとした、現象を「客観的」に理解するという行為とは別に、もう一つの「わかりかた」があることを暗に物語っている。

説明と了解

Cl.：気分が落ち込んでしまうんです。なんだかつらいんです。

Th.：気分が落ち込むのはうつ病の症状だといわれています。うつ病はセロトニンが欠乏していることが原因だと考えられています。

このやりとりを見て、あなたがクライエントだったらどのようなことを感じるだろうか。先述のように苦悩が自分の努力の及ぶ外にあるように感じて安心したり、生物学的な要因から説明されるとなぜか腑に落ちる感覚があったりするかもしれない。逆に、セロトニンという一般的な物質名によって個人的・内的な、たしかに揺れている自分のこころを語られることに違和感を抱いたり、説得されているように感じたり、反抗すらしたくなってもおかしくない。治療者としてはいずれの場合も自然なこころの反応であることを念頭に置きたい。それと同時に、ここに表れたこころの揺れを起こしているのが、生物学的知識のもつ説明の力であることに注目したい。つまり、一見すると治療者からの情報提供にしか見えないが、生物学的な知識からクライエントのこころのやまいを「説明」する点にじつは大きな意味合いが広がっている。

カール・ヤスパースは精神科医から哲学に転じた知の巨人である。彼の生きた一九世紀後期には自然科学的な精神病理の研究が行われていた。しかし、その頃すでに生物学的研究によってわかることと目の前の患者をわかるということとの間にずれがあることが指摘され、その解決の方法が精神病理学で模索されていた。生物学的研究は、物質的な因果関係である「因果関連」について「説明」するという方法論で繰り広げられるが、精神病理学としてはそれだけでは不十分であり、心理的な意味のつながりである「了解関連」について「了解」という方法が必要であるとヤスパースは考えた（深尾、二〇一七）。「了解」とは、ヴィルヘルム・ディルタイの精神科学の流れをくむ方法論で、ヤスパースはその著書である『精神病理学総論』において、「説明」と「了解」を整理している。

了解についてわかりやすく解説している深尾（二〇一七）を参考に紹介したい。了解はどのようにこころをわかることを指すのだろうか？　その前提となるのはクライエントからの情報を「すべて真正のものとして受けとる」態度である。そして、相手からの「表情や態度などの行動に露出したその人の精神状態の表れを最大限に把捉して、自分の意識のうえに相手の精神状態を再構成」する。別の言いかたをするならば、「患者の意識に生じていることを、自分の意識に映してよく観察し、記述」する。上の例で言うなら、「気分が落ち込んでしまう」という言葉だけでなく、声の調子、語るときの間、その表情、姿勢などさまざまな情報をキャッチし、それを自分の意識の中でイメージして、どのような心理状態なのかを感じ取る。そして、その心理状態がどのようなものなのかをこころの中で細やかに描いてみることで相手を理解する。これは「静的了解」、つまり「今、相手の考えている（感じている）ことがわかる」ことであり、共感的に相手を理解することに相当する。一方の「発生的了解」は、「精神的なものから精神的なものが出てくるのが明証的にわかる」ということを指す。より単純にいうと、「相手がなぜそのように考える（感じる）のかわかる」こと、あるいは「他者の決断と行動とがある動機から生じてくること」（中山、二〇一三）と表現できる。「気分が落ち込んでしまうんです」という患者が次に「何もやる気が起こらないので寝転んでばかりいるんです」と言ったらどうだろうか。落ち込むという心的状態を経てやる気が出なくて寝転ぶということがよくわかるだろう。これは、発生的了解という形で相手を理解したことになる。

それではすべての人を了解することができるのだろうか？　精神疾患は了解可能なものと了解不能なものに区別される。神経症やパーソナリティ症などは正常な心理の延長線上に存在しており、「量的異常」として理解されるため、了解可能である。こうしたものは、相手から得られた情報から相手の参照枠、つまり相手のものの見方を想定するため、何を体験するのか推し量りやすい。しかし「質的異常」なもの、たとえば統合失調症や器質性疾患である認知症など、感受性が必ずしも正常といわれてはいない者が示す言動については了解不能であるとされる。たとえば、統合失調症患者が「宇宙から電波で攻撃されている」と強く訴える場合、相手から得られた情報から参照枠を想定してもなぜそう思えるのか了解することが難しいが、「これは被害妄想である」と「説明」することで言動を理解することができる。このように「説明」の力は強いので、「安易に脳科学を当てはめ」たり、「精神分析的方法のように症状を過剰に心理的に解釈」したりすると、目の前の相手を了解しづらくなるかもしれない。そして、了解できないことを理解するために説明が使われがちであるということは覚えておきたい（深尾、二〇一七）。身のまわりの人がよからぬ言動を繰り返していて理解に苦しんでいるとき、どこからか「それは○○障害の症状だ」と説明が加えられれば、なんだか腑に落ちてしまうことはよくあるのではないか。

正常の感受性をもっていないと見なす点で、了解不能はヒューマニスティック（人道的）でなく、了解こそがヒューマニスティックであるように見えるが、一概にそうとはいえない。中山（二〇一三）が指摘するように、重要なのは説明と了解を対立的にとらえることではなく、理解のための相補的な方法と考えておくことだろう。たとえば、神経発達症をもつクライエントを了解しようとする場合、できそうにこちらからは見えていることがなぜかできないことが理解できず、「わがままだ」「努力が足りない」などの「精神論」が出てきて有害な一面もあることを深尾は指摘している。あるいは苦悩を了解することが手段ではなく、目的になってしまいセラピーがいっこうに進まなかったり、了解しようとして感情的に疲弊してしまう場合は、了解にこだわるのではなく説明的に理解することでスムーズになることも多い。

主観性をめぐって

生物学的研究は、自分以外の他者である彼・彼女のこころがどのように生物学的に規定されるかを観察したものであるため、「三人称の科学」と呼ぶことができ、その内容は静的な事実として記述される。それに対し、動的に観察者自身を含む形で展開され、自己の感覚をも含む研究のありかたは一人称の科学と呼ばれている（武藤、二〇一七）。三人称の科学の代表格である生物医学において主観が軽視される経緯については、北中（二〇一六a）が参考になる。生物医学は自然科学の一つであり、その世界観とは、現象が「歴史、社会、文化から独立」した存在であり、「客観的・中立的・普遍的に観察できる」というものである。この世界観は中世における宗教的自然観から人間を自由にした。やまいとは神からの罰ではない、という展開がやまいのメカニズムの理解と制御可能性へと道を拓いた。しかしその反面、真理は普遍的で唯一のものであるととらえるため、それにバイアスをかけてしまう主観性は、ノイズとして扱われるようになってしまったという。

心理学を科学の一種であると考えるのであれば、主観を排して客観的にこころをとらえようとした結果がその知識の集積であるので、心理学に立脚する支援においても主観を排する必要があると感じる人がいても無理はない。そして、治療者の主観だけでなく、クライエントがさまざまに訴える微妙なニュアンスも、「科学的に正しい」知識や技法の下では必要のない無意味なものという空気感さえ漂うかもしれない（佐々木、二〇一六a）。しかし、クライエントとのラポールを築くには、治療者が自分の気持ちやこころをわかってくれていることをクライエントが感じ取ることが前提となるため、了解について治療者が理解を深めておくことは重要であろう。熊倉（二〇〇二）はこころの専門家において必要な知識は、面接技法や理論などの心理学的な専門的知識と、人生と社会についての常識の二種類であると論じている。これは治療者個人の価値観など主観的な点が面接にもち込まれることを意味している。そして、了解自体が主観的なプロセスであるため、治療者の人生経験やパーソナリティに影響を受ける可能性がある、つまり、同じクライエントに会って同じ話を聞いても、治療者ごとに感じることが異なる可能性を許容せざるをえない（そもそも、自分の延長線上にあると思って共感した内容が、相手自身の体験とは異なる可能性は依然として残る）。

これは科学に立脚しているとされる心理学にとっては危ういことに見えるかもしれない。しかし、治療者、そして研究者の主観はそれほどまでに排除すべきものなのだろうか？　精神科医であり精神病理学者の木村（一九九七）は、統合失調症を例に挙げて、診断における主観性を排除することに対する懸念を述べている。統合失調症をもつ人は自分の関心をまわりの関心に合わせることが難しいという特異的な脆弱性をもっており、それが診断のポイントになるが、それに関する第三者からの証言にも偏りがあるかもしれないので、直接治療者が患者に会って判断しなければならない。そして、興味のすり合わせが難しいことは、治療者との間のやりとりの中で感じる困難さや違和感が材料になって確かめることができるものであろう。しかし、客観性とは不特定多数の人が外から見てわかる共通した側面のことであるので、こうしたずれが確認できない。以上の理由を述べたうえで、診断をより正しいものにしようとして主観的なプロセスを排除するのは「自殺行為」であると木村はいう。統合失調症に限らず、治療方針を一緒に考える際の関係性の中でも、アクチュアルな間主観性の場の中で患者の主体がどのように動くのか、そして治療者の主体がそれをどのように感じるのか、という主観的な部分を抜きにして語ることはできないという。間主観性とは、「共感のあるコミュニケーションたとえば、幼児とその養育者とが目と目を合わせることによって、自覚している経験を共有できる能力」のことである（VandenBos, 2007、翻訳書一五一頁）。そして、この間主観性が働いているからこそ、たとえば、治療者の押しつけにクライエントがいいなりになっている様子を敏感に感じ取って、それを防ぐことができる。

厳密な科学性の下で行われている印象が強い薬物療法においても、患者や治療者の主観を活かす路があるようだ。神田橋他（二〇〇七）によると、薬物療法の官能的評価とは「処方あるいは服薬した薬について、患者さんあるいは精神科医の五感を総動員して浮かび上がらせたもの（薬の〝色・味わい〟といったもの）や、実際に使用してみた感覚（薬効）、治療戦略における布置（他薬物との使い分け）」を指す。つまり、製薬メーカーや医学会が主張する「公式」の薬物の効果とはどちらかといえば別の、患者さんが服薬した際の主観的体験や精神科医が処方した際の投薬体験のことである。

たとえば、スルピリドという薬物を投与する際、「心気的な訴えの多い中高年例に奏功した経験が多い」とか「中高年層の女性の軽うつに有用」「うつ症状に対しては、食欲不振をとくに訴える人に使用」などの有用性を治療者が感じ取る。あるいはリスペリドンという薬物であれば、「比較的速やかな鎮静」「強迫神経症や慢性期の妄想患者のように『思考のアリ地獄』にはまり込んでいる患者を救出する薬。セレネースよりかなり弱いが、抗幻覚作用が期待できる」などということを経験の中から治療者は感じ取っているのだ。薬物療法によって患者に現れた何がしかの体験を治療者が感じ取ったり見聞きしたりすることで、その薬物を使用するとどのようなことが生じるかという、薬効のイメージがつくられ、次の処方の参考になっていく。

これは主観的な行いであるだけに、一人だけで感じたことにこだわりすぎると患者が不利益を被る恐れがあるため、経験豊かな先輩と共有するなどの注意が必要である。先の神田橋他（二〇〇七）は質の高い官能的評価の例を四つ挙げている。一つ目の同調性は、寄せられた官能的評価に対して、「納得できる」「よくわかる」など、おおよそ多くの治療者の同意を得られるものである。つまりみなが感じつつも言語的に表現することが難しい感覚的なことを上手に表現しているものである。二つ目の「感化力がすぐれているもの」は、他者の常識的なイマジネーションを覆すようなインパクトをもって伝播されていくものである。三つ目は、「専門家の間で広く共有されているもの」というものも質が高く、エキスパート・コンセンサスというものに相当する。四つ目は、「特別な技法として言い伝えられてきたもの」であり、三つ目が横断的共有なら縦断的共有に相当するように、名人やその弟子が継承していくタイプの官能的評価であるという。

これらは科学が求めるような主観を排した客観的なデータではない上、同調性の高い官能的評価が必ずしも客観的な効果として実証される可能性があるわけではない。しかし、薬物療法への官能的評価は、客観的に見た症状尺度得点の低減とはまた別の彩りをもつ記述となって現れる。なお官能的評価を通してつくり上げたイメージは、そのままにしていたら失われてしまうものであり、言語化してみることが重要であるという。一般化という視点からいえば、関係者間のローカルな知識にとどまりやすいかもしれないが、みずからの感覚的なものを言語化・概念化しようとしつつ他者の官能的評価に触れることによって、その薬の効きかたに関して治療者の中にひとまとまりのイメージがつくられていく。もちろん、神田橋他（二〇〇七）もいうように、精神科の薬物の薬理学的作用や疫学的あるいは統計的情報などは薬物の効果や副作用について多くのことを教えてくれるものである。ここで取り上げた官能的評価という取り組みはいわゆる量的研究と質的研究の相補的な関係性の一部を示しているように見える。

当事者性をめぐって

科学哲学者のレイチェル・クーパー（二〇一五）によると、精神医学は価値負荷的（value-laden）であること、つまり研究者の価値観によって理論が形成されていると批判されてきた。研究者は実施可能性の一つとして研究費の支援を受けることができるテーマを探すことになるが、それでは社会的に関心が強い問題が選ばれる結果となり、研究者の目から計りしれない当事者の様子は、理論に組み込まれていかない懸念がある。さらに同じ症例であっても人種と性別によって診断が異なるという知見もある。三人称の科学としての生物学的研究は、こころのやまいをもつ「彼ら」についての研究であるため、「私」が研究すること、つまり当事者がこころのやまいの研究をすることに対して、主観的なバイアスがかかってしまうという懸念があったかもしれない。しかし、クーパーの指摘から、こころのやまいの当事者であろうとなかろうと、研究内容には何らかのバイアスが生じうることがわかる。

クーパーは価値負荷性の問題を軽減する考えかたをいくつかまとめているが、その中でも「適切な人物に研究を行わせる」という提案は、研究者の当事者性について考察を深めてくれる。特定の情報に触れることができる度合いは研究者によって異なっている。たとえば、黒人の精神科医であるラザフォード・スティーヴンス（Stevens, 1947）は、黒人の医師である自分は、黒人に対する誤った概念にさらされてきた白人の同僚に比べて、生活暦の不安定さは生きるための努力によるものと理解できるとしている。また、クーパーは黒人のクライエントは白人の治療者には言わないことも進んで伝えるだろうという説を紹介している。

当事者が研究に参加することの意義を感じさせる出来事が、電気けいれん療法（ＥＣＴ）についての研究である。ＥＣＴとは全身麻酔を使って行う難治性のうつ病に使われる治療方法である。イギリスの王立精神科医協会のファクトシートでは、電気けいれん療法を受けたうつ病患者の多くに有効としていたが、当事者たちの反対意見があった。精神障害の当事者でもあったイギリスの心理学者のダイアナ・ローズ他（Rose et al., 2003）は、これまでのＥＣＴに関する効果研究をいくつかの視点から精査した。その結果、電気けいれん療法が役に立ったか、あるいは再び治療を受けるかという問いに対して、患者が主導する研究や患者が加わっている共同研究では、医療側が行う研究よりもネガティブな反応が得られていることが明らかになった。そして、対象となった患者に対するインタビューが治療直後、病院内で、治療担当医師によって行われると、ポジティブな反応が得られていることも明らかになった。このことは調査主体と調査のタイミングによっては、治療の満足度に対してバイアスがかかってしまうことを意味している。さらに、ＥＣＴの副作用として重大である記憶障害の報告は少なかったが、これは新たに記憶する能力を測定していたことを反映しており、患者の生活にとって大きなインパクトを与える自伝的記憶の消失や逆行性健忘をとらえていなかったのである。じつに三〇％以上の患者が、治療後に著しい記憶喪失を訴えていたことが後に明らかになった。

このような研究のタイプを当事者主導研究（user-led study）と呼ぶ。アリソン・フォルクナーとフィル・トーマス（Faulkner & Thomas, 2002）は、それまでのエビデンスに基づく医療（ＥＢＭ）が「測定することで治療の価値を評価する」という価値観をもち、客観性・定量性になじまない患者の内的体験を評価対象としづらく、有効性のみで治療法を判断する傾向にあるという問題を指摘している。ともすれば、客観的に測定できる症状の緩和を研究のフォーカスにしてしまうことで、患者の生活の様子に目が届かないという事態を招いてしまう。それに対して、当事者主導研究は、「感情的苦痛の主観的で、生きた経験に基づく」（〝based in the subjective, lived experience of emotional distress〟）研究を目指すことで、やまいを抱く患者の実感に沿った研究を展開しようとする。けっしてこれはＥＢＭと対立的なことではなく、最良のエビデンスによる臨床上の意思決定を目指しつつも、患者を共同研究者に招き入れることで医療者に説明責任を果たさせる役目をもつことが期待されている。

おわりに

不案内ゆえ、本当は興味深いはずの最新の生物学的研究を網羅できなかったことはご了承いただきたい。それはできなかったが、こころのやまいについての生物学的な研究の視点や知見についてごく端的に紹介し、「科学的」な心理学や支援に対して寄せられがちな若干の違和感を足がかりにしてこの観点の特徴を整理した。

本章では研究を行うことと当事者であることの両方の力に言及している。やまいをもつ当事者としての声は「絶対的な個別性と真理性」を帯びており真実性を否定できないものの、その人が知っていることは「やまいの一部を切り取った部分的現実」というのも現実であり、個別性の限界から当事者はそのやまいを代表して発言することが難しくなるという構造的特徴がある（北中、二〇一六b）。こうした点を解決したのが当事者主導研究であったといえる。

軽度ではあっても、こころのやまいの当事者を研究者が自認していることは多いし、まわりにいる人によって研究テーマが大きく影響していることは往々にしてある。もし、あなたにこの「密かな当事者性」というものがあるとしたら、どのような当事者性であろうか。そして、あなたはそれをどのような形で研究に展開するのだろうか、あるいはしないようにするのだろうか？　活かすとしたらどのようにすれば他の当事者にも有益なものになるだろうか？　この機会に自分自身のことや研究に対するスタンスを振り返ってみてほしい。

第４章

サイコ、ソーシャルから見えてくるやまい

忘れがちなもう一方にも目を向けて

Cl.：気分が落ち込んでしまうんです。なんだかつらいんです。

心理的な不適応のメカニズムを心理学的にアプローチする領域を異常心理学（abnormal psychology）と呼ぶ。アンガス・マクドナルド他（MacDonald et al., 2021）によると、すでに一八八八年の心理学の雑誌には、神経系や実験心理学系とは区別された形で異常心理学が表れており、一九〇六年四月一日、神経科医のモートン・プリンスによって*The Journal of Abnormal Psychology*が創刊された。創刊号に最初の声明が残っている（Allport, 1938）。この学術雑誌は、「異常心理的現象に関する臨床的、実験的な研究の成果を発表すること」を第一の目的とし、「たとえば、ヒステリー、幻覚、妄想、健忘症、無為、失語症、固定観念、強迫観念、せん妄、倒錯、感情とその影響、高揚、抑うつ、習慣神経症と精神病、催眠現象、睡眠、夢、自動症、人格変容、多重人格、意識の解離、潜在意識現象、生理現象と

心の関係、神経衰弱と精神衰弱状態」といったテーマが調査対象とされていた。当時から非常に広い領域が想定されていたことがわかる。あなたの興味のあるこころのやまいはこの中にあるだろうか。

適応 - ウェルビーイング

Cl.：気分が落ち込んでしまうんです。なんだかつらいんです。すっかり学校から足が遠のいてしまったので、学校に行くのが怖いんです。先生に会わないと進路のことも進まないし、いろんなことが滞ってきたら、そんな自分が許せなくなってさらに落ち込んでしまっています。

学校に行けなくなるとか、自分が許せない、という自分にとって不利益な状態にあるため、この状態は不適応と呼ぶことができるだろう。代表的な心理学辞典を引いてみると、適応（adjustment）とは「個人と環境との調和がとれており、社会的にも機能している状態。環境には個人内環境と個人外環境がある。前者への適応は、自分の不安、衝動性や怒りにうまく対処するなど、個人内の心理的問題の調整のことである（内的適応）。これは、精神分析などの個人心理療法が対象としてきた問題である。後者への適応は、個人が外的な環境や対象と調和して、うまく生活していく程度である（外的適応）。たとえば、学校環境にどれくらいなじんでいるか、職場環境でどれくらい良好な人間関係を保ってうまく仕事をやれるか、自分の慢性疾患とどう折り合いをつけて生活するか、などが問題となる。現代の臨床心理学では社会的環境（家庭、学校、職場、地域社会）での適応、慢性疾患や大きなライフイベントへの適応が問題になることが多い」とある（有村、二〇二二）。先の例は、学校に通えずにいて個人外環境に調和できていない（外的適応が低い）、学校に行けない自分に折り合いがつけられない個人内環境（内的適応が低い）という状態であり、機能が害されているという面が表れているとするとこころのやまいとほぼ重なるといっていいだろう。

病理に興味がある治療者でなくても、落ち込んでいるクライエントを見たら、その落ち込みを何とかするお手伝いができたらと思うものだ。しかし、そのように努力したとしても、次のような結果はまれではない。

Cl.：先生に出会うことができて、もとの生活に戻ることができました。友達もよかったね、って喜んでくれるんですが、なんか自分が幸せだとは思えないんです。

また、こういうこともよくある。

Cl.：少しはましになってきたけど、まだ気分が落ち込むことは多いかなって思います。でも、病気はしたけど友達も相変わらず普通に接してくれたりして、まあ幸せなほうなのかもなー、って最近思います。まあこんなものかもしれませんね。

この例のように、こころのやまいがあったとしても、幸せであるという感覚が必ず失われてしまうわけではない。同時に、カウンセリングでこころのやまいがなくなってきたとしても、自分が幸せであるとか、生活に満足しているという生き生きとした感覚が現れるかはわからない。症状という一部ではなく、それを含んだ自分の生活や人生をどのように感じているのか、それらに何を求めているのかが最終的には重要であろう。

主観的ウェルビーイング（Subjective Well-Being: SWB）とは、生活に満足しているか、ポジティブな感情を多く経験しているか、ネガティブな感情体験が少ないか、に関して自分自身が自分の生活に対して行う評価のことである（Diener, 1984; Diener et al., 2003）。これは自分の心理面だけでなく、社会面や身体面をも含む包括的な評価である。

先の事例の関係性をわかりやすく示しているのがコーリー・キーズとシェイン・ロペス（Keyes & Lopez, 2002）の精神的健康の完全な状態モデル（complete state model of mental health）である。このモデルは、主観的ウェルビーイング（subjective well-being）の症状と精神疾患の症状の高低の組み合わせによる特徴を示している（図４－１）。本節でここまで出てきた三名のCl.のうち、二番目のCl.は精神症状が少ないのに主観的ウェルビーイングが比較的低い「不完全な精神的健康」（incomplete mental health）状態であり、Languishing（苦しみ）というフレーズがよくあてはまる。三番目のCl.は、精神症状が多いのに主観的ウェルビーイングが高い「不完全な精神障害」（incomplete mental illness）状態であり、Struggling（奮闘）とも表現できる。一番目のCl.は精神症状が多いのに加えて主観的ウェルビーイングが低いと拝察されるので「完全な精神障害」（complete mental illness）状態であり、Floundering（もがき）とされ、「完全な精神的健康」（complete mental health）とはいうまでもなく、精神症状、主観的ウェル

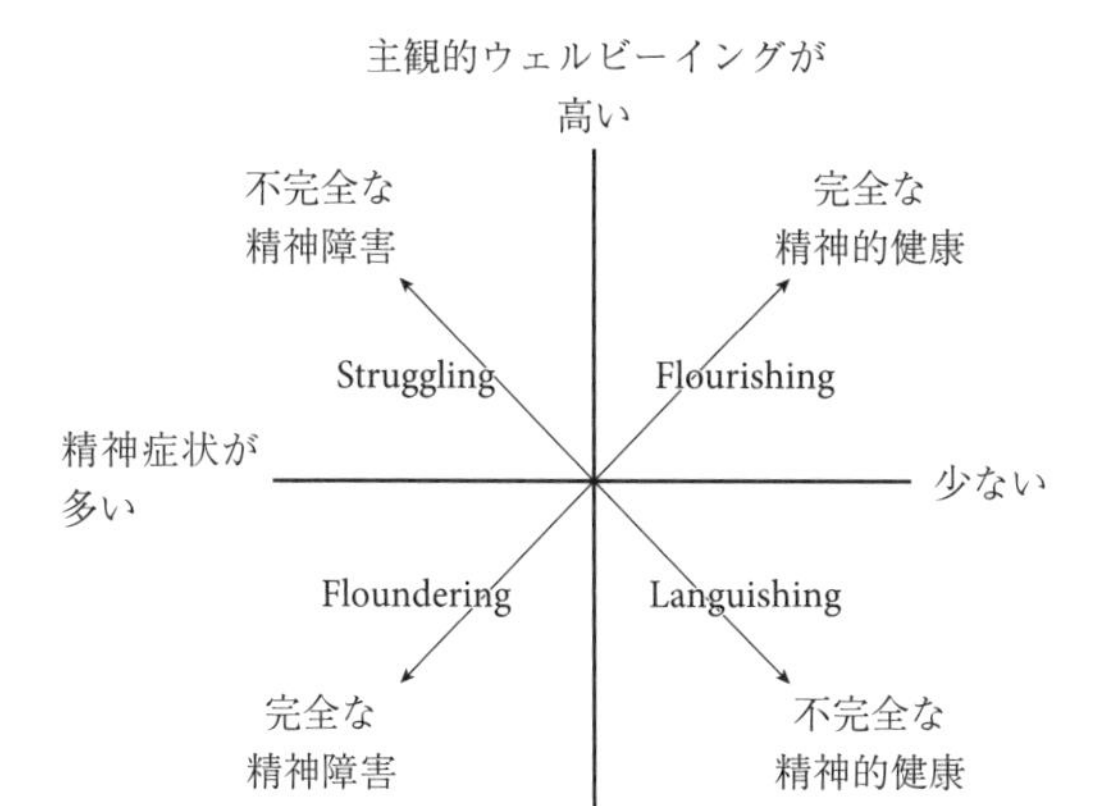

図 4-1　精神的健康の完全な状態モデル

（出典）　Slade（2010）より作成。

ビーイングともに良好であり、Flourishing（活気）と呼ばれる。

アメリカの一般サンプル三〇三二名を使った研究では、精神症状が多い群（全体の二二％程度）を主観的ウェルビーイングの高、中、低群に分けた際、一％、一五％、七％となった。この内訳を見ると、症状は多いながらも半数以上は中程度以上に主観的ウェルビーイングが保たれていること、一％と少数ながら主観的ウェルビーイングが高い群があることが指摘できる。同様に、精神症状が少ない群（全体の七八％）を分けると順に、一七％、五一％、一〇％と分布していた。半数の人は精神症状が少なく中程度以上には主観的ウェルビーイングが良好ではあるが、精神症状が少なかったとしても、一〇％の人の人生の満足感は高くないことがわかる。

ネガティブな心理的機能の不利益－ポジティブな心理的機能の利益

じつは異常心理学の研究にもポジティブな感情についての話題がなかったわけではない。意外にもうつ病と不安症の症状学の話題である。リー・アンナ・クラークとデイヴィッド・ワトソン（Clark & Watson, 1991）はうつと不安の双方に症状のオーバーラップがあることを指摘した。尺度同士の相関が強く、また因子分析を行ってもいずれかの尺度がもう片方の因子に抽出されるため、症状概念の整理やうつ病と不安症の弁別が必要であった。こうした問題に対して、彼女らは三部構成モデル（tripartite model）を考案した。ポジティブ情動（positive affect）、ネガティブ情動（negative affect）、身体症状（somatic symptoms）の三つから不安とうつが構成されており、双方がネガティブ情動をもっているのに対して、うつ病はポジティブ情動のなさ（anhedonia）、不安症は身体症状の存在で弁別されることを実証した。感情に関する心理学実験などで頻繁に使われるＰＡＮＡＳという尺度は、じつはこうした取り組みの産物である（Watson et al., 1988; 佐藤・安田、二〇〇一）。

第1章で触れたように、ネガティブな意味合いの尺度の得点が低かったとしても、必ずしも本人にとってポジティブではない可能性がある。それと同様に、ネガティブな症状を減らすだけではなく、人生の満足感を高めるための取り組みも重要であることを、ポジティブ心理学を創始したマーティン・セリグマンが指摘した（Seligman, 2011）。彼によると、ウェルビーイングは次の五つから構成されている。ポジティブ感情（Positive Emotion）、没頭（Engagement）、他者とのよい関係（Relationship）、人生の意味や意義（Meaning）、達成（Accomplishment）の略でＰＥＲＭＡモデルという。

たしかに、主観的なウェルビーイングは人間にとって大切な心理的体験であるが、それを人生で追い求め続けることは快楽主義につながる恐れ、たとえばアルコールやドラッグへの依存など、手段によっては逆に不幸せになってしまう可能性が残る。キャロル・リフ（Ryff, 1989）は、認知的、感情的側面よりも、人間のポジティブな心理的機能のほうに着目した心理的ウェルビーイング（Psychological Well-Being）を概念化した。これには複数の次元があり、自律性（Autonomy: 自己決定の感覚）、環境制御力（Environmental Mastery: 自分の人生をうまくマネージメントする能力）、ポジティブな対人関係（Positive Relationships with Others）、個人的成長（Personal Growth: 持続的に成長し発展している感覚）、人生の目的（Purpose in Life: 人生が目的と意味に満ちているという考え）、自己受容（Self-Acceptance: 自分に対するポジティブな態度）の六つがある（ファヴァ、二〇一八）。

ジョバンニ・ファヴァ（二〇一八）のウェルビーイング療法（Well-Being Therapy: WBT）は心理的ウェルビーイングに着目した心理療法であり、リフの六つのポジティブな心理的機能を前提にしている。ポジティブな出来事によって心理的ウェルビーイングが一時的に高まったとしても、すぐにネガティブな自動思考へリンクしてしまい、ウェルビーイングが高まり続けない。このＷＢＴでは日常生活でウェルビーイングのモニタリングを続け、ポジティブな体験をネガティブに変換してとらえ直してしまう認知的特徴について、認知再構成法を行う。ある程度薬物療法が奏功した後に残る残遺症状に対して、認知行動療法（ＣＢＴ）と比較するとＷＢＴは有意に症状を減らしていた（Fava et al., 1998）。このＷＢＴはＣＢＴなどの心理療法に対して補完的に使用することができる。たとえば、全般性不安症の患者に対して、CBT単独と比べると、CBTにWBTを加えた群のほうが症状だけでなくウェルビーイングも改善していた（Fava et al., 2004）。ウェルビーイングを感じたときのセルフモニタリングは通常のセルフモニタリングよりも包括的に自動思考をとらえることができる可能性をファヴァ（二〇一八）は論じている。このように、みずからのポジティブな面に注目することは、ネガティブな面を減らすのとはイコールではなく、別の方向性をもっているといえる。

適応 - 実存

しかし、適応やウェルビーイングとは別にこうした自問自答もありうる。

Cl.：気分が落ち込んでしまうんです。なんだかつらいんです。こうなってから、自分って生きててなんか意味のある人間なんだろうかって、ずっと考えています。それこそがうつ病の症状ですよ、ってクリニックの先生に言われると一瞬はっとするんですが、やっぱり自分には生きている意味がないように感じるんです。

人間には意味を求める側面が存在する。精神障害だけでなくがんなどの身体疾患でも、なぜ自分がこの病気になってしまったのか、という答えのない自問自答が繰り返されることは多い。こうしたいまここで生きている自分という存在のありかたを求める考えかたは実存主義と呼ばれている。実存的問題への心理療法はヨーロッパの実存主義から生まれ、ドイツの現象学やフランスの実存主義などを含むものであり、日本でもアーヴィン・ヤロム、ロロ・メイ、ヴィクトール・フランクル（一九七九）などはよく知られているだろう。

実存的問題とはこころのやまいの有無に必ずしも直結するものではない。トーマス・ハイデンライヒ（Heidenreich et al., 2021）を頼りに、実存とこころのやまいについて整理してみよう。まず、実存的な問題には、自由、死、孤立、無意味の四つがあり、これらが苦痛を生じさせているという（Yalom, 1980）。ミック・クーパー（Cooper, 2003）によれば、この四つは解決できる性質のものではなく、人間という存在が「所与」（〝givens〟）のものとしてもっているものとされる。たとえば、死への恐怖や無常観は小さな子どもにも現れる早期の観念であり（Hoffman et al., 2010）、人間存在がいかに実存的問題と関わりが深いかがよくわかる。自問自答の中で意味のある反応をすることができれば実存的問題から生じる苦痛が軽減していくが、はじめのうちはこうした問題に影響を受けていることを見落としたり否定したりすることが多いという。

実存的心理療法からは、実存的な不安を自分なりに解決しようとした結果がこころのやまいという体験であると考えられている。しかし先述のように所与のものへの不安は解決することができない。先に挙げたようなCl.のフレーズを適応の問題として見るのか、実存の問題として見るのかによって、適応機能をサポートするのか、一緒に存在の意味を考えるアプローチをとるのかが分かれるだろう。実存的アプローチにおいては、治療者とクライエントが「同じボート」に乗っているような感覚をもち、共に探求を行うことが大切であるとされる。治療者自身にとっても所与の事態は答えのない問題であるし、いずれ訪れることでもある。ただし、クライエントが重大な事態に陥らないように安全性に目を配ることが必須であるため、適応の問題として見る視点を失ってはならない。

死という実存的問題への不安は他の不安とは一線を画する性質を有しているようだ。事実、死への恐れは不安症のように正常な脅威検知システムの過剰な作動によるものではなく、必ず訪れうる死という現実に対するたしかな不安であると考えられている。レイチェル・メンジース他（Menzies et al., 2019）はメンタルヘルスに問題を抱えるサンプルにおいて、これまでの病歴、不安症の苦痛や障害の程度、服薬数に対して死への不安が正の関連をもつことを示した。しかし、この関係性は不安と関係が深い神経症傾向の程度によるものではなかった。また、人生の意味や愛着スタイルは死への不安とメンタルヘルスの関係性に影響を及ぼしていないことが明らかになった。なお、心理療法は総じて死の不安に対して小〜中程度の効果があることをメンジース他（Menzies et al., 2018）のメタ分析は示している。

健康と精神的健康

一九四七年に、ＷＨＯ（世界保健機関）は健康を以下のように定義している。

「健康とは、病気でないとか、弱っていないということではなく、肉体的にも、精神的にも、そして社会的にも、すべてが満たされた状態であること」

それでは、二〇一三年のＷＨＯによる精神的健康（メンタルヘルス）の定義を見てみよう。

「人が自身の能力を発揮し、日常生活におけるストレスに対処でき、生産的に働くことができ、かつ地域に貢献できるような満たされた状態である」

これまで扱った軸の中でも、健康という概念はより総合的な評価にあたるものである。そして、身体的な健康であっても精神的な健康であっても、症状がないだけのことを指していない。やまいをきっかけにケアを考えていくとしても、ここまでのクライエントのセリフからも明らかであるように、やまいをなくすことだけがこころのケアではない。

じつはＷＨＯの「健康」の原文の定義の中にはすでに「ウェルビーイング」（well-being）という綴りは現れている。そうしたことから、適応とウェルビーイングを対比的なものであるかのように論じるのはよくないことかもしれない。そのことは本章のここまでで見てきた他の項についても同様である。しかし、担当する治療者の興味・関心によっては、クライエントの中に目の届かない側面が出てくる。たとえば、クライエントの内的適応ばかりに目が行ってクライエントの所属集団での適応の向上がお留守になったり、外的適応のためのスキルトレーニングに熱を入れるがあまり、人とはある程度の距離を置いた自分らしい暮らしかたを密かに願うクライエントの気持ちに気づけなかったり、人生の意味をともに考える旅に出たっきりで、つらい旅の苦痛を和らげる術を講じなかったりするかもしれない。これにクライエントも同意しているなら、ニーズによって支援の焦点を絞ったことになるが、必ずしも目標を共有していないなら注意が必要である。自分が忘れがちなものは何なのか、見極めていきたい。

三大心理療法とは

それでは心理療法はどのようなことをする行いなのだろうか？　じつに心理療法は二〇〇以上の種類があるといわれているため、ここでは代表的な三つを端的にまとめた諸富（二〇二二）を紹介する。図4－2に示すように、それぞれにベースとなる理論的背景が異なっている。一つ目はカール・ロジャースに端を発する自己成長論であり、人間性心理学やトランスパーソナル心理学をベースにしている。二つ目は精神分析等がもとになっている精神力動論である。三つ目は認知行動療法などがメインである認知行動論である。

操作的に定義できる側面に着目すること、つまり認知行動理論のような思考・行動・注意という特徴に焦点をあてると精神病理を規定しやすいが、そもそも、保護者からの養育の中で自身が発達してきたという面は看過することができないため、いまの自分をどういった過去が形成しているのかを洞察する点も看過できない（精神力動的な側面）。同時に、認知行動理論的な視点から特定の思考・行動・注意という側面をもっていたとしても、そうした自分をどのような自分であると見なしているのか、どのように生きていきたいのか、あるいは生きてこれなかったのか、という点も重要である（自己成長の側面）。

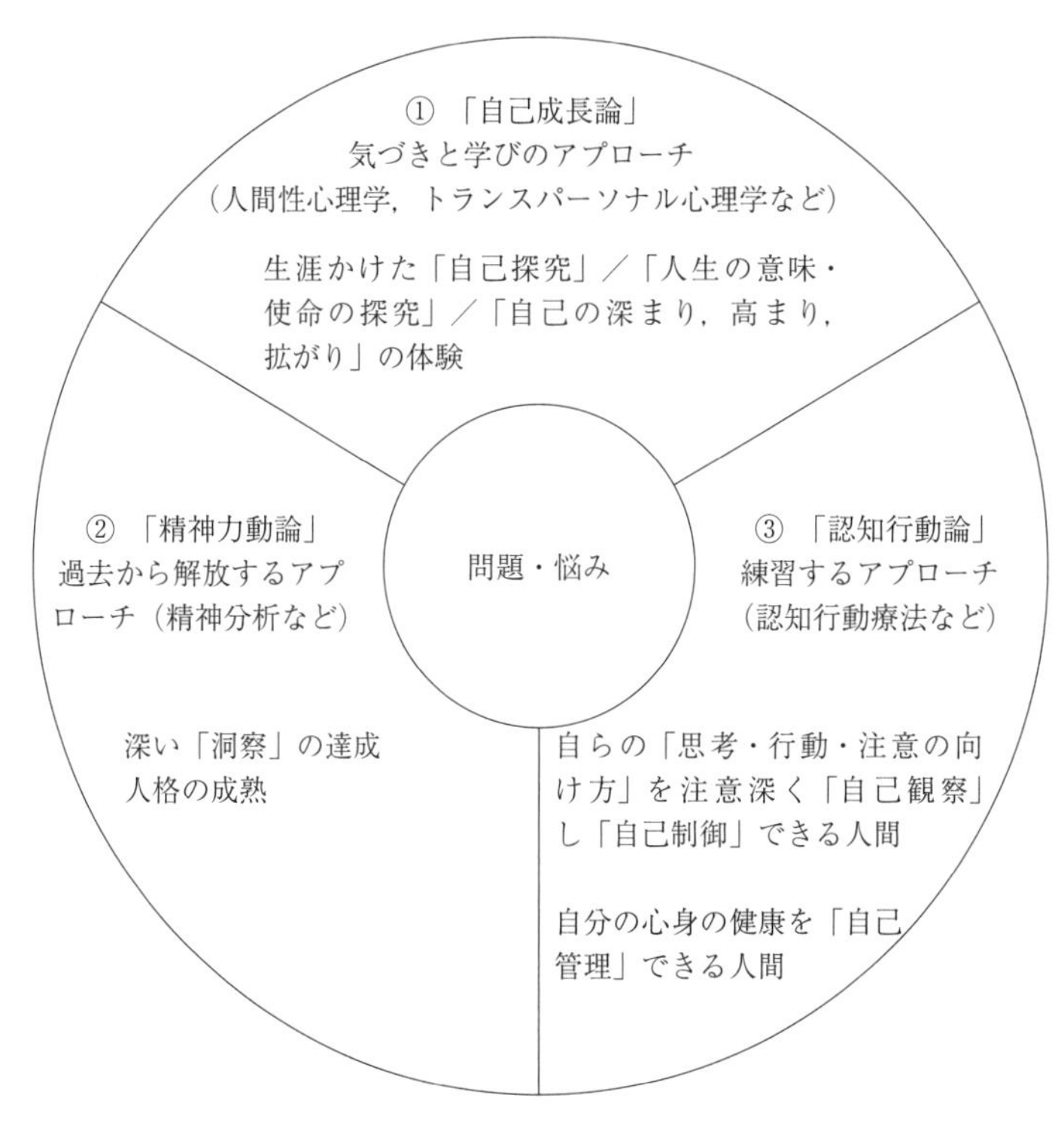

図 4-2　カウンセリング理論の全体見取り図（主要三理論バージョン）
（出典）諸富（2022）より作成。

この三つの立場はけっして背反の立場ではなく、同じ人間を時間的な側面から見ているのか（精神力動的な側面）、空間的な側面から見ているのか（認知行動的側面）、存在自体を見ているのか（自己成長の側面）、という違いにすぎない。そして、それぞれに対して、過去と現在に整合をとれるように整えるのか、生活空間の中にいる自分をどのように整えるのか、また自分の生きていきたい道とどのように整合させるのか、という時間軸を基

表 4-1　カウンセリングの主要理論比較表（主要三理論バージョン）

	自己成長論	精神力動論	認知行動論
代表的な立場・理論	来談者中心療法	精神分析	認知行動療法
クライアント理解の枠組み	内面を内側から理解する。	内面の深いこころの動きをもう少し外側から理解する。間主観から理解する。	外面を外側から理解する。
リアリティをどうつかむか	現象学	心的現実	データによる実証
主観と客観	主観	間主観	客観
主に何に着目するか	「固定化し変化に抵抗する要因」と共に「今新たに浮上してきている内的体験」に着目する	「人生のつまづきや人間関係の失敗の反復されるパターン」及び「セラピストとの関係におけるその再現」に着目する	反復されるマイナスの「思考・行動・注意の向け方」のパターン及び「その前後にあってそれを引き起こし維持している要因」に着目する
理解の方法	傾聴 クライアントになりきってその内面世界を内側から理解する。	転移・逆転移 過去の生育史がセラピストとの関係にどのようなパターンとして反復されているか。	観察／自己観察 データの取得 「思考・行動・注意の向け方」の反復されるパターンを見て取る。
理論モデル	目的論	因果論	因果論
人間観	実現傾向 人間は成長への志向性を持っている。	生物学的人間観 人間はエロス（生の本能）とタナトス（死の本能）に引き裂かれている。	人間は習慣の束である。 習慣は刺激（S）と反応（R）の結合によってつくられる。

パーソナリティ論	「自己概念」と「有機体的体験」との一致・不一致 体験様式の変化	自我・超自我・イド 意識・前意識・無意識	刺激と反応の結合が行動 誤って学習された「不適切な思考・行動・注意の向け方のパターン」が不適応の原因
カウンセラーの役割	自己探究の道の「同行者」	両親への怒りや憎しみを投げ入れられる「器」	「思考・行動・注意の向け方」を自分で観察し制御できるようになるための「トレーナー」
代表的な技法	リフレクション エンカウンター フォーカシング エンプティチェア	転移や抵抗の分析 解釈 ワークスルー 夢分析	エクスポージャー スモールステップ 自動思考の記録 マインドフルネス
想定されるクライアントの変化	実存的自己探究体験をじゅうぶんに体験する 体験のプロセスの前進的展開	過去についたこころの傷や「人生や人間関係で反復されるパターン」からの解放	「適切な思考・行動・注意の向け方」を練習することで獲得する（再学習）
目指す方向	生涯にわたる「自己探究」 「人生の意味・使命」の探究 「それに伴う自己の深まり・高まり・拡がり」の体験	深い「洞察」の達成 人格の成熟	自身の「思考・行動・注意の向け方」を注意深く「自己観察」し「自己制御」する人間 自身の心身の健康を「自己管理」できる人間

（出典） 諸富（2022）。

礎に置いたタスクにまとまっていくと考えてみてはどうだろうか。このように考えれば、どの心理療法が優れているという点から議論することは不可能であり、クライエントのニーズが第一であることがよく理解できる。

表４‐１も諸富（二〇二二）によるものだが、三つの心理療法の理論に関連して、比較したものでありわかりやすいので紹介しておく。この表に関しても、わかりやすさのために、それぞれの理論的立場の特徴的な面を記述して区別してあるが、クライエントのニーズによってはいくつかが組み合わされることになるといえるだろう。

「深い」精神療法と「浅い」精神療法／臨床心理士と公認心理師の射程

オリエンテーションに優劣がないとは頭でわかりつつも、治療者は他のオリエンテーションに対して、密かに感じていることがあるかもしれない。次の例は、Cl.のケースをケースカンファレンスで議論した際の感想である。ケースカンファレンスとは複数名のあるいは多職種の専門家が集まってケースに対する議論をする機会のことである。Th.１とTh.４は指導者的な立場にいる先生であり、Th.２とTh.３は指導をされる立場であると考えてほしい。

Cl.：気分が落ち込んでしまうんです。なんだかつらいんです。
Th.１：クライエントが言っているこの「つらさ」というのは、これこれこういうことを反映しているのでしょうね。

［ケースカンファレンスの後］

Th.２：Th.１先生の言うことってなんだか深いなあ。

（Th.３：なんだかTh.１先生の言うことって、深いかもしれないけど、クライエントの役に立っている感じがしないんだよね。）

あるいは次のような感じかたもあるだろう。

Cl.：気分が落ち込んでしまうんです。なんだかつらいんです。

Th.４：クライエントの状態はこれこれと見立てることができるので、この方法をこうやって使うとお役に立てることが多いですよ。

［ケースカンファレンスの数週間後］

Th.３：たしかに先生のおっしゃるとおりやってみたらうまく行って、クライエントも喜んでいます。やっぱりこの方法ってすごく効果がありますね。

（Th.２：なんだかTh.４先生の言うことって、クライエントの役に立っているのかもしれないけど、身も蓋もないというか、薄っぺらい感じがするんだよね。）

表４－２には、成田（二〇一二）による「深い」精神療法（心理療法）と「浅い」精神療法の議論がま

表 4-2　「深い」精神療法と「浅い」精神療法

	「深い」精神療法	「浅い」精神療法
治療の目標	不明確 人格の再構成，成長 自己実現，実存的意味	明確 症状の改善 病前の状態への回復
適応	慢性，重症例で治療意欲の少ない患者も適応となる	最近の発症，軽症で治療意欲の大きい患者
面接の頻度・時間	頻度高く，1 回の面接時間長い	頻度少なく，1 回の面接時間短い
治療期間	長期	短期
扱われる材料	個々の患者の個別性，歴史性 広い領域精神内界 無意識 発達的に早期 過去	多くの患者に共通する病態の特徴 狭い領域 外界 意識 発達的に後期 現在
治療者の態度	探索的 病的側面への注目 不安喚起的 退行促進的 侵襲的	支持的 健康な側面への注目 不安軽減的 退行回避的 非侵襲的
治療者・患者関係	役割遵守が困難 濃密で波瀾に富む 無意識的人格の露呈	役割内の関係 浅い 意識的人格の範囲内
イメージ	本格的，専門的，「大」	本格的でも専門的でもない，「小」
副作用	多い	少ない

（出典）　成田（2012）。

とめてある。あなたが治療者やそれを目指す立場であるなら聞いてみたい——「深い」精神療法と「浅い」精神療法はどちらがクライエントにとって適切であり有益なのだろうか？　そして、その理由をあなたは言語化できるだろうか？　時間をとってよく考えてみてほしい。

この問いに対して「深いほう！」「浅いほう！」と即答できるとしたら、あなたは個々のクライエントの意見を聞かずに支援の方向性を決めつけてしまう傾向があるのかもしれない。患者の利益と称して、患者の意思を超えて治療者が意思決定するありかたはパターナリズムと呼ばれ、とくに医療の大きな問題であったことを思い出さなければならない。

先の問いに対しての答えは、おそらく、「クライエントのニーズ次第」というのが正解に近いはずだ。そもそも、クライエントのやまいは多様であるうえ、治療へのニーズである選好（preference）もまた多様である。たとえば、クーパーとジョン・ノークロス（Cooper & Norcross, 2016）によると、選好には治療者が主導するか−クライエントが主導するか（Therapist Directiveness vs. Client Directiveness）、感情が豊かか−感情が控えめか（Emotional Intensity vs. Emotional Reserve）、過去に向かうか−現在に向かうか（Past Orientation vs. Present Orientation）、暖かくサポートするか−困難に立ち向かうか（Warm Support vs. Focused Challenge）の四つの軸が存在する（Cooper-Norcross Inventory of Preferences: C-NIP; Cooper & Norcross, 2016; 鈴木他、二〇二二）。「浅いほう」が好きな治療者も、「深いほう」が好きな治療者も、クライエントの選好に沿って戦略的に別のほうを使えるのが最善であろう。

そもそも、治療者間でオリエンテーションへの好みの違いが出てくるのは、ある心理療法の原理や範囲が他の心理療法と区別できるような特徴を中心に記述されることが多いことも一因だと思われる。

また、他の心理療法の幅を知るには、自分が専門としない心理療法の専門家や事例に多く触れる必要があり、そのことは自分の専門とする心理療法の習得がお留守になるという限界がある。自分の心理療法を説明するとしても、すべて言語化して他の専門家に伝えることにも時間的限界があるので、どうしてもこうした行き違いは起こってしまうのだろう。ただし、日本でも諸外国でも、心理療法のオリエンテーションを尋ねられると折衷派と答える人が一番多いと聞くし、日本でも統合・折衷の学会が立ち上がっている。「浅い」「深い」のいさかいにあえて与しない人たちが、日本の確かなサイレントマジョリティを構成していること、そしてクライエントのニーズを聞いて、自分の専門性のテリトリーから可能な限りの冒険に出かけるような臨床家が増えることを密かに願っている。

専門性といえば、日本における心理職の主要な資格は二つあるが、資格は社会がどのような専門職を必要とし、制度化しようとするかに関わるものである。ここで臨床心理士と公認心理師の二つの資格のありかたを考えてみよう（佐々木、二〇二二）。臨床心理士は一九八八年に成立した民間資格であるが、国家資格の土台となることが求められつつも、開業する心理職の活躍を助ける目的も一つにあったと聞く。そのため学内実習として心理教育相談室でのカウンセリング実習を重んじている。つまり、臨床心理士は一対一のカウンセリングを継続的に行い、理解を深めていく「深める」軸をもっており、カウンセリングにおけるスキルや態度の深化（個別化）がミッションとなるだろう。それに対して、公認心理師は二〇一八年から養成が開始された国家資格であり、保健・医療、産業・労働、教育、司法・犯罪、福祉の五領域で働くことのできる領域横断的な汎用資格である。五領域に通用するスキルを学び充実させていくという、「広げる」軸が存在し、スキルや態度の社会化（一般化）がミッ

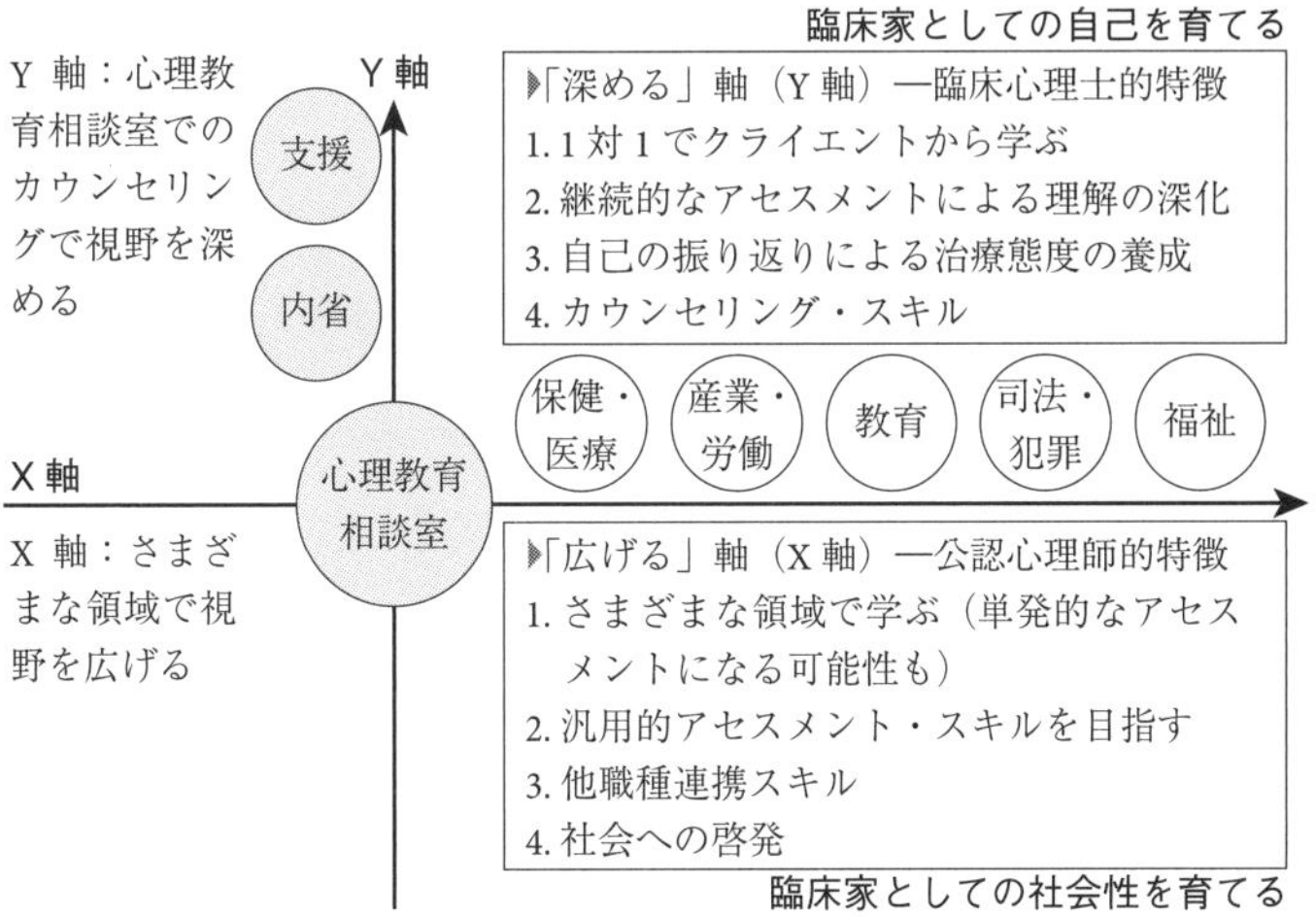

臨床家としての自己を育てる

Y軸：心理教育相談室でのカウンセリングで視野を深める

Y軸

支援

内省

▶「深める」軸（Y軸）―臨床心理士的特徴
1. 1対1でクライエントから学ぶ
2. 継続的なアセスメントによる理解の深化
3. 自己の振り返りによる治療態度の養成
4. カウンセリング・スキル

保健・医療　産業・労働　教育　司法・犯罪　福祉

X軸

心理教育相談室

X軸：さまざまな領域で視野を広げる

▶「広げる」軸（X軸）―公認心理師的特徴
1. さまざまな領域で学ぶ（単発的なアセスメントになる可能性も）
2. 汎用的アセスメント・スキルを目指す
3. 他職種連携スキル
4. 社会への啓発

臨床家としての社会性を育てる

図4-3　臨床心理士と公認心理師の特徴

ションであり、他職種連携を行っていくことや社会への啓発を行うことが期待されているといえるだろう。この二つの軸を念頭に置くと、自分のスキルや態度がどのような範囲や深度で達成されているのかを自己点検できるだろう（図4-3）。

社会的側面による影響とソーシャルサポート

異常心理学に話を戻そう。*The Journal of Abnormal Psychology* は一九二一年にフロイド・オルポート（パーソナリティ理論のゴードン・オルポートの兄）が編集長を務めることになり、*Journal of Abnormal and Social Psychology* と、異常心理学とともに社会心理学が雑誌のタイトルに並列されることになった。これは、急成長を遂げる社会心理学に対して、「人間の本性のダイナミクス」に迫る異常心理学の研究が利益を与えるというプリンスの考えによるものだという（Allport & Prince, 1921; Buchwald, 1981）。

精神病理は家族や身のまわりの人たちとの関係性やその影響過程である社会的プロセスと密接に関わっている。以下では、デイヴィッド・バーローとマーク・デュランド（Barlow & Durand, 2014）やバイオサイコソーシャルの各側面の相互作用についてまとめた渡辺・小森（二〇一四）に軸足を置きつつ代表的な知見を紹介したい。なお、本項で取り上げる社会的要因は、「社会環境」（social environment）、「社会的ネットワーク」（social network）、「社会的隔離」（social isolation）、「社会的紐帯」（social ties）など、さまざまなニュアンスが伴うが、ここでは区別しない。

社会的側面からこころのやまいについて論じた最初の大きな仕事は、社会学者であるエミール・デュルケーム（Durkheim, 1897/1951）にさかのぼるという（House et al., 1988）。彼は、社会的に統合されていない人が、統合されている人よりも自殺する可能性が高いことを見出した。

一九七〇年代には「ソーシャルサポート」という概念が出てきた。社会的要因は死亡率（mortality）と罹患率（morbidity）に影響を与える。ジェームズ・ハウス（House, 1981）によるとソーシャルサポートは以下の四つのいくつかから構成される、相互作用のありかたである。すなわち、他者から共感・励ましなどのこころの支えを受けることによって、ストレスやつらい感情への対処が可能になる情緒的サポート、問題解決や意思決定のための情報や助言を他者から受けることを指す情報的サポート、日常生活での課題に対して物理的あるいは具体的支援を受けることを指す道具的サポート、他者の意見や行動などに適切な評価を与えることで支えとなる評価的サポートがある。

ソーシャルサポートは、ストレッサーに遭遇した際にストレスを和らげる緩衝要因の働きをし、それによって心理的健康が保たれる。最初は精神面への影響が取り上げられていたが、ジョン・カセル（Cassel, 1976）やシドニー・コブ（Cobb, 1976）らが、ソーシャルサポートの身体的健康面への影響を論じはじめた。たとえば、うつ、血圧、結核、アルコール依存、低出生体重など、さまざまな病気が社会的要因から生じていると主張されている。この背景には、先進国においては急性感染症ではなく、慢性疾患が障害や死亡のおもな原因となっており、生物学的要因や環境要因が長期間に影響を及ぼし合ってやまいを形成するという世界観に移行してきたことがあるとされる。そして、ストレスに遭遇した際にソーシャルサポートが神経内分泌反応を促進すると考えられている（House et al., 1988）。

中でもリサ・バークマンとレオナルド・サイム（Berkman & Syme, 1979）は、社会的ネットワークと死亡率の関係を示した。つまり、社会的ネットワークの程度が低い人はそうでない人よりも死亡する確率が高い、という衝撃的なデータであった。社会的関係性は体の健康、ひいては死を予測するという事実が明らかになり、どのように社会的関係性が体に影響を及ぼすのかについての説明が必要となったという。バート・ウチノ（Uchino, 2006）の著名なレビューによると、ソーシャルサポートと病気との間にはおもに心疾患、神経内分泌、免疫機能といった生理学的要因が媒介していると考えられている。多くの研究が心疾患においてなされているが、心血管系の反応性、つまり血圧や心拍数がストレスによって反応しやすい個人が病気にかかりやすいことを意味しており、これをソーシャルサポートが緩衝していると考えられている。つまり、ソーシャルサポートがあることによって、血圧や心拍数の反応が生じにくくなり、健康にとっては有益になる。たとえば、心臓病の患者の予後を予測する要因として、アンジェロ・コンペア他（Compare et al., 2013）は過去一〇年間における五つの論文から、ソーシャルサポートが少ないこと、うつ的であること、独身であることという要因が予後の不良を予測することを示した。

また、社会的つながりがかぜのひきやすさに影響をしているという驚くべき研究がある。点鼻薬を使ってかぜのウィルスを入れたシェルドン・コーエン他（Cohen et al., 1997）の研究によると、社会的つながりが豊富な参加者は、社会的つながりが少ない参加者よりもかぜをひく可能性が低く、また、社会的つながりが豊富な参加者は、かぜをひいても症状が軽く、回復が早いことが明らかになった。このように社会的つながりの豊富さがかぜから身を守る要因となることが示されているが、さらにこの研究は社会的つながりのとぼしさの程度に対して、喫煙者であることや週二回以下の不十分な運動習慣をもっていることが影響していることを指摘している。

神経内分泌機能の中でも第3章のコルチゾールというホルモンは免疫抑制効果があり、ソーシャルサポートから影響を受け、ナチュラルキラー細胞はソーシャルサポートによって活性化されることが知られている。社会的統合とは、個人が社会関係を通じて他の人とつながっている程度を指すが、テレサ・シーマン（Seeman, 1996）はこの社会的統合の健康への影響について、先述の四つの社会的要因を視野に入れた総合的なレビューを行っている。一定期間における死亡率は社会的統合度が高いほど低くなる、つまり長生きすることを紹介している。また社会的統合度が高いほど精神的健康が好ましい傾向にあるという。身体的健康は冠状動脈性心臓病と脳卒中について検討されているが、社会的統合度と発症率との関連性は必ずしもはっきりとした傾向が表れなかった一方、社会的統合度が高いほど回復の程度が好ましい傾向にあることを示した。この研究は「精神神経免疫学」という学問領域の重要な成果であるとされる（渡辺・小森、二〇一四）。

フィンランドの人口に対する調査であるローラ・プルキ＝ローバック他（Pulkki-Råback et al., 2012）の研究では、一人暮らしをしている人は、一人暮らしをしていない人よりも抗うつ薬を使用する可能性が一・八一倍高いことが明らかになった。この可能性は、年齢、性別、教育、収入、雇用形態、喫煙、身体活動など、他の社会的要因を統計学的に統制しても見られていた。このことから、社会的に孤立することがうつ病などの精神疾患を発症するリスクを高めることが示唆されるが、同時に彼女らにおいても、シーマンと同様、他者と同居することが一人暮らしよりもストレスが高いとする知見の存在を指摘し、社会的要因の慎重な検討を促している。

ジャニス・キーコルト＝グレイサーとタマラ・ニュートン（Kiecolt-Glaser & Newton, 2001）は結婚生活が生理的機能や身体的な健康に対して重大な影響を及ぼしていることを六〇本を超える論文から論じている。この種の研究では、夫婦間のネガティブなコミュニケーションが直接的・間接的に生理的機能に影響を与えると考えられており、夫婦機能は健康にかかわる習慣や症状などが媒介することで生体に影響を及ぼすとされている。彼女らは結婚しているほうがしていないよりも身体的に健康であり、この傾向が夫よりも妻のほうが強いこと、そして、結婚生活のストレスが身体的健康に及ぼす影響についても、夫よりも妻のほうが強い傾向があることを論じている。結婚生活からよくも悪くも女性が影響を受けていることを示唆する結果といえるだろう。

精神科領域で家族の問題で重要なものを他に挙げるとすれば、統合失調症などの精神病に関する感情表出（Expressed Emotion: EE）という問題だろう。ジョージ・ブラウン他（Brown et al., 1972）はある地区の統合失調症者の家族の感情表出（統合失調症者に対する批判、敵意を抱くこと、情緒的な巻き込まれ）が一定以上であったものとそうでないものとで比較すると、感情表出の多い家族をもつ統合失調症者は九カ月後の再発率が五八％と高かったのに対し、感情表出の少ない家族をもつ統合失調症者は一六％と、大きな差があることを見出した。同様の傾向をジュリアン・レフとクリスティン・ヴォーン（Leff & Vaughn, 1980）も明らかにしており、感情表出が多い家族をもつ当事者であっても、家族との接触が週あたりの一定の基準の時間を境にして、九カ月後の再発率が六九％、二八％と差が出てくることを示している。こうしたことから、家族に対する心理教育や家族支援の重要性が繰り返し強調されている（e.g., Anderson et al., 1980）。

他者から見たやまい

ここから少しずつ、こころのやまいから視野を広げて、そのまわりにいる人の言動を見てみよう。この Cl. に表れているやまいは、他者からどう見えるのだろうか。

Cl.：気分が落ち込んでしまうんです。なんだかつらいんです。一週間ほど前から、毎日リストカットをするようになりました。でも、血を見ると落ち着くんです。

あなたなら率直にどんなことを考えるだろうか？

例一：血を見て落ち着くなんて、普通じゃない。病気だ。
例二：親からもらった体に傷をつけるなんて、けしからん。
例三：うつ病の影響で行動制御を司る脳部位が機能していないから、止められないんだろう。
例四：何か内的な葛藤があって自傷行為に至っているんだろうなあ。

大多数の人が通常は体験しない、という意味でリストカットという行動は逸脱と呼ぶこともできるだろう。社会心理学者のニック・ハスラム（Haslam, 2005）は、専門家ではない普通の人たち（lay people）が精神障害を理解する際の認知・社会的モデルである素朴精神医学（folk psychiatry）を提唱している（表4－3）。この表には、普通の人たちが逸脱行動のどういった点を取り上げ（帰属される特性や手がかり）、どのような考えかた（認知的モード）をした後に、どのような気持ちになるのか（評価的反応）、そしてそうしたとらえかたの典型例となるやまいについて記載されている。

まず、人が逸脱に遭遇しそれを異常であると判断すると、その行動は病理化（pathologizing）されることになる。そして、その後、規範化（moralizing）、医療化（medicalizing）、心理化（psychologizing）といったとらえかたに至ることが想定されるという。規範化は、規範や道徳的な受け取りかたをしており（手がかり：大多数の人は手首を切ることをコントロールできているが、この人はできなかった）、怒りや非難（評価的反応）が生じてしまう。ここには意図についての素朴心理学的な考えかたが見られる（認知的モード）。つまりこの逸脱行動は道徳に反して意図的に行っているものという、一般の人がとりやす

表 4-3　素朴精神医学の 4 つの次元

特徴	病理化	規範化	医療化	心理化
帰属される特性	希少性 逸脱 不可解さ	コントロール可能性 邪悪さ	生物学的な原因 コントロール不能性 離散性 不変性	精神内界の動揺や損傷
認知的モード	内的帰属 物象化	意図についての素朴心理学	心理的本質主義	心理主義的な因果律
手がかり	馴染みのなさ 原因の不透明さ	逸脱した自発的行動 社会的規範の違反	身体的特徴 予期不能な変容	意図しない行動 苦痛 逸脱の経験
評価的反応	嫌悪	怒り 非難	哀れみ 回避	非難が減ること
典型例	性別違和 妄想症（妄想性障害）	反社会性パーソナリティ症 物質乱用	アルツハイマー病による認知症 知的発達症	うつ病 心的外傷後ストレス症

（出典） Haslam（2005）より作成。

い考えかたが表れている。

それに対して、その逸脱行動の背景に身体的異常があると考え、本人がコントロールできるものではないという医療化という考えかたもできる。こうしたとらえかたによると、その人のことがかわいそうになったり、あるいは接するのを避けようとする人もいるかもしれない。また、心理化は、その行動は相手が意図して行っているというより背景に苦痛を感じていることをとらえ、精神的な葛藤などを想定するため非難する気持ちは和らぐ。標準的に期待される範囲を逸脱しているかどうかは、文化や社会において異なる。まわりと違う行動の特徴と受け取る側の着眼点によって、こころのやまいがどのようにとらえられるのかが異なることを押さえておきたい（第6章では文化の視点から、正常と異常という判断が生じる観点について整理してあるのであわせて参照されたい）。

ラベリング理論、スティグマ、ループ効果

こころのやまいのように見える一人の人の現象は、まわりからしてみればその不可解さから、なぜ生じているのかの答えを求めたくなることがうかがえる。そして、答えを出すだけではなく、見られる側の言動を引き起こす。

アメリカの社会学者ハワード・ベッカーは有名なラベリング理論を提唱した。これは犯罪などの逸脱行動における現象に関する理論であるが、こころのやまいにも適用される。たとえば、次のようなやりとりである。

Cl.：一週間ほど前から、毎日リストカットをするようになりました。でも、血を見ると落ち着くんです。
友人：リストカットするなんて、もしかしたらボーダーラインパーソナリティ症じゃないの？
Cl.：私はそんなのなんかじゃない！　決めつけないで！　あんたに私のことはわからない！
友人：……。（ほら。こき下ろしもあるし衝動性もあるからやっぱりボーダーラインパーソナリティ症なんだよ。思ったとおり。）

ここで重要なのは、リストカットという行為が最初から逸脱なのではなく、社会が逸脱の定義を行うことによって、その行為が逸脱になってしまう点である。たとえばこの例と同様に、まったく信じられないようなことを口走っている人に対して、統合失調症じゃないか？とまわりがラベリングした際、それを当人がいっこうに認めないと、まわりからしてみると病識がない人、つまり統合失調症だ、と判断されることになる。リストカットにしても、まったく信じられないような言動にしても、ちょっとした気の迷いとか強い勘違いなどととらえる余地は十分にあるはずだが、平均からの逸脱である「病気というラベリング」がなされると、その後の言動は病気と切り捨てられる。第1章で触れた精神疾患は存在しないとする反精神医学ではラベリング理論が使われていたが、現在は病理の背景としての生物学的な要因が明らかになっているため、ラベリングのみで病気が生じるわけでないことは覚えておいてほしい。しかし、他者からラベルを付与されると、見る側はラベルに沿った評価をするようになり、見られる側もラベルに沿った行動をするようになる。

ラベリングに近い現象にスティグマがある。スティグマは他者から押しつけられる不名誉を指しており（Goffman, 2009）、認知・行動・感情のそれぞれの過程から成り立っている（Thornicroft et al., 2007）。認知はステレオタイプのことを指しており、少しの情報から極端にネガティブな評価を行うことである。それによって、偏見に満ちた感情が生じ、差別という行動に至る。スティグマの付与には自己成就的予言のプロセスがあるといわれている。つまり、スティグマを与える人が対象を見つけて拒絶をした際、スティグマを与えられた人はそれに気づき、その人に対して敵意や怒りを向ける。すると、それを感じ取ったほうはなおさら拒絶をしてしまうのだ。

古代ギリシャ時代頃にはすでに、罪人や奴隷、裏切り者などの体に焼き印をつけることがなされていた。消えない、固定的なラベルである。先述のようにスティグマに応じた相互関係が固定化されるだけでなく、自分自身に対してもスティグマを与えるセルフスティグマを抱く場合もある（Corrigan & Watson, 2002）。たとえば、ボーダーラインパーソナリティ症や統合失調症というスティグマがあると、こんな障害をもっている自分は差別されても仕方がない、などと自分に烙印を押してしまうことがあることが知られている。それは以前のちょっとした気の迷いや強い勘違いであり、いまは落ち着いていたとしても生じうる。そしてスティグマを与える側にとっては、相手にその後も同じような逸脱があるかどうかは興味がなく、スティグマは続いていく。

もう一つ重要な社会的な相互作用を挙げるとすれば、カナダの科学哲学者イアン・ハッキングの提唱したループ効果（looping effect）である（Hacking, 1998）。「あるカテゴリーの創出によって人間の行為やアイデンティティが変容させられるという側面だけではなく、そこで変容させられた人々の意識や実践のありかたが当該カテゴリーそのものを再帰的に変えていく」プロセスである（佐藤、二〇一三）。この実例は第5章で紹介するが、専門家が診断というカテゴリーを発信すると、市民おのおのが自分の心理的現象をこころのやまいと見るように意識が変化したり受診行動へと至る。そのことがカテゴライズする側だった専門家の診断や治療のありかたを変えていく、というダイナミズムが描かれている。

内集団効果、外集団効果

まわりの人がこころのやまいをどのように見ているかには、正常・異常だけでなく、自分と同じか、異なるか、という側面がある。

Cl.：気分が落ち込んでしまうんです。なんだかつらいんです。一週間ほど前から、毎日リストカットをするようになりました。でも、血を見ると落ち着くんです。

この発言には次のような方向性の反応があるだろうか。

友人一：私はしたことない……。ちょっと彼女が怖くなった……。そういえばあのとき、意味のわからないところできつい言いかたをしていた。切っちゃう人のことネットで見たことあるけど、同じようにやっぱり変な人なんだろうな。

友人二：じつは私もしたことあるから、なんか楽になる気持ちわかる。Cl.ちゃんは、人のことよく見えてるんだよね。いろんなことに気を配れる子だから、頭がぱんぱんになっちゃうんだよね。

他者を自分が所属している集団の人と見なしても、自分が所属している集団ではない人と見なしても、その人に対する評価や行動にバイアスがかかることが知られている。この内集団効果、外集団効果とは、社会心理学の理論であるが、こころのやまいにおいても示唆深いと思う。内集団、つまり自分と同じ集団に属している人に対しては、より高い評価をし（Ferguson & Kelley, 1964）、報酬を与えたがり（Brewer & Kramer, 1986）、そこに所属している人たちがじつに多様であると見えることが知られている（ヒンショー、二〇一七）。その逆に、相手が外集団にあると知覚すると、その集団にいる人たちが似ているように見え（外集団同質性効果）、犯罪などの頻度の低い出来事と外集団を関連づけやすい。さらに外集団によって、自分の安定をも脅かされると感じることさえある（ヒンショー、二〇一七）。

時折話題になるのは、心理的ケアを行う側がクライエントと同じ病理をもっていることの是非である。たとえば、セラピストとクライエントには神経発達症らしき状態があるとする（真に神経発達症をもっていると客観的にもいえるかどうかは、別の検討が必要である。しかし内集団は自認であるから、とくに触れない）。米田他（Komeda et al., 2015）が示すように、自閉スペクトラム症者が自閉スペクトラム症者に対してより共感を示すことはあるし、事実、自身の経験の延長線上にあるように思って親身に感じることができるのはメリットかもしれない。しかし、自分自身の克服の経験に思いが至り、他のセラピストが考えるよりもましな状態である、これぐらいだったら何とかなる、と現在の状態の困難さが客観的に評価できないとしたら問題があるだろう。そして、外集団にいるクライエントの方をどのように扱っているのか、一度点検が必要かもしれない。おそらく同じ経験をした人が少ないような事象ほど、内集団の凝集性が高くなるはずなので、バイアスの点検の必要性が高まると思う。自分と同じ、同じでない、という内集団・外集団の判断は人間である以上、生じてしまうものだと思うが、その知覚で盲点ができていないか注意が必要である。

それ以上に心配なのは、セラピストから内集団者として扱われることをクライエントが歓迎していない場合である。当事者同士という属性で表面上はまとめることができても、交流の内実は時間を追って変化していく。アスペルガー症候群の当事者である綾屋紗月は、診断を受ける前は、押しつけられる多数派の感じかたや行動のありかたを正当なものと信じ、それができない自分を責め、過剰適応していたという。さまざまな当事者によって書かれた本が契機となり、「生きづらさの証明書」としての診断を受け、同じカテゴリーの当事者との交流が始まった。コミュニティは小さいながらも多数派の同化的圧力をはねのける力をもっており、日頃の困りごとで苦労や感覚を共有することは喜びであり、大きな安心感をもたらした。しかし、しばらく参加するとすべての意見が受け止められるのではなく、コミュニティでテンプレート化されている当事者としての「本物らしさ」をもっていないと相手にしてもらえないことに気づいた。つまり、コミュニティ外の社会と同様、少数派の中の本物らしさに同化的に行動をすることが強いられ、それを外れると排除の圧力が働きかねないことが彼女にはわかってしまった（綾屋・熊谷、二〇一〇）。はじめはクライエントも安心感をもつかもしれないが、セラピスト－クライエントの関係性の中でセラピストの思う本物らしさに沿った行動を後に強いられるように感じても不思議ではない。セラピストがクライエントを勝手に仲間にしてそれを表明してしまうと、クライエントが後に引けなくなるかもしれない。

ここまでで、心理的な要素についてのさまざまな階層性について論じ、また社会的な要素がこころにどのような影響を与えるのかを概観したが、大きくまとめると社会的要素とは、置かれた境遇がどのようにその人のこころに影響を与えるのか、と表現できるかもしれない。境遇とは、自身の家庭はもとより、自身の隣人の存在も大きいということがソーシャルサポートの研究からいえる。さらに、その他者が自分をどのようにカテゴライズしたりラベルを貼ったりするか、という抽象的な点によっても特有のコミュニケーションが表れてくるといえる。本章では、スティグマをはじめとする後者の要因については、発達精神病理学者であるスティーブン・ヒンショー（二〇一七）の『恥の烙印』という大著に基づき、論じてみた。やまいの社会的な側面について、かなり参考になる文献であるため、機会を見つけて参照してみてほしい。

異常心理学から「精神病理学の臨床科学」へ

一九六五年に *Journal of Abnormal and Social Psychology* が分割される際、異常心理学はパーソナリティ心理学の一領域であると再定義されたが、パーソナリティ心理学は社会心理学と統合され *Journal of Personality and Social Psychology* となった。そして、*Journal of Abnormal Psychology* は「広義の異常行動に関する問題についての論文」を優先することになった（Hunt & Thetford, 1965）。

創刊当初は abnormal という用語にはネガティブな意味合いがなかったが、二〇二二年一月号には、その一一五年の歴史に幕を閉じ、*Journal of Psychopathology and Clinical Science*（『精神病理学と臨床科学誌』）と名称を変更した（MacDonald et al., 2021）。疫学研究からは、生涯を通じて精神衛生に問題をもつことよりももたないことのほうが珍しいと考えられている（Schaefer et al., 2017）。〝we should not be using the term abnormal to describe normal human experiences〟とは同ジャーナルのエディトリアルであるプラヴーサ・パタリーとアンガス・マクドナルド（Patalay & MacDonald, 2022）のフレーズであるが、精神病理について〝normal human experiences〟と称しているのが強く印象に残る。精神病理とは普通のプロセスであるものの、精神病理をもっている人に対する差別やスティグマ、それによる当事者の苦悩が依然として残っており、スティグマや差別は多くの人を支援から遠ざけてしまう大きな要因となっていると彼女らは主張する（Patalay & MacDonald, 2022）。また用語の点では、ドイツでは精神病理学にあたる〝Psychopathology〟が使われたのは一九世紀中頃であり、二〇世紀初頭のジークムント・フロイトの著作にその言葉が表れているが、この呼び名はこころのやまいを研究することを意味するのみであり、現在に至ってもまだネガティブな印象をもっていないという。

　こころのやまいとアメリカ心理学会（ＡＰＡ）の主要な四つの学術雑誌との関連は次のようにおおまかに整理される。人格や社会的プロセスに関する論文は、*Journal of Personality and Social Psychology* に掲載されており、*Journal of Consulting and Clinical Psychology* は臨床研究や臨床試験にとどまらず患者以外の対象を含む量的研究が掲載されており、*Journal of Counseling Psychology* はカウンセリングおよびそのトレーニングや指導法、尺度開発や質的研究などに関するものである。先述のように、*Journal of Psychopathology and Clinical Science* へと名称が変更された *Journal of Abnormal Psychology* は創立当初から定義が広く「異常行動、その決定要因、その相関関係という広い分野」（Watson, 2006）を指すが、エディターであるミルトン・ストロース（Strauss, 1995）のまとめはその目的をわかりやすく描いているので紹介したい。すなわち「異常行動の形態、決定要因、メカニズム、結果に関する理論的・実証的知識の向上を促進すること」であり、「記述精神病理学、媒介過程やメカニズム、異常行動・体験の発症・再発の危険因子に関する研究」や心理社会的・心理生物学的な視点、心理測定学や実証的精神病理学がこの雑誌で取り上げられている。また、「統合失調症、感情障害、不安症、パーソナリティ症」など、この雑誌でよく扱われてきた話題に対して、行動遺伝学的、神経心理学的研究や脳画像研究など生物学的な研究を含めていくことが描かれている。それだけでなく、精神障害の社会生態学や文化における役割などにも視野を広げており、その対象も小児期から老年期まで幅広い。

異常心理学（精神病理学）の対象とする疾患はプリンスの想定によく現れているように、広い。また、第3章でも述べたように、併存する精神病理には、共通するメカニズムを想定するほうがとらえかたとして経済的であろう。第3章で紹介したＲＤｏＣにしてもＨｉＴｏｐにしても、従来のＤＳＭが行っていたような類型論的でカテゴリカル（categorical）な診断ではなく、特性論的で次元的（dimensional）なやまいのとらえかたであるといえる。

社会の移り変わりとこころのやまい

社会的側面が心理的側面と相互作用をしているのであれば、時代によってこころのやまいが変容していっても不思議ではない。たとえば、日本におけるうつ病は、戦後の高度経済成長期の時代はメランコリー親和型が主であった。つまり生真面目な性格、日内変動がしっかりと見られるといった特徴をもつうつ病が主であった。それに対して、二一世紀に入ってからはディスチミア親和型のうつ病が見られるようになった（樽味、二〇〇五）。すなわち、自己愛が強く、診断を受けたがり、薬を飲みたがるうつ病であり、これまでの精神医療が経験してきたうつ病と反対の特徴をもっているのだ。

新型うつ病について、産業医の吉野（二〇一三）は社会的背景から考察している。食べていけるかどうか、家族を養っていけるかどうかの不安、つまり「生存の不安」を背景にもっていた日本人は、じつによく働いた。徹夜を自慢し合い、家庭を顧みずに働き続ける、つまり会社という社会における社会適応を極限まで高める人たちが現れ、その人たちにうつ病を呈する人たちが出てきた。それに対して、現在は、自己実現や自分の存在価値を追求する段階に入っているという。すなわち、生存の不安が解消されたので、次は「実存の不安」が生じてきているのだ。実存の不安を解消してくれるのは、個性や精神的豊かさである。これが、昨今のワーク・ライフ・バランスの追求に現れているといえるだろう。メランコリー親和型のうつ病と比べて、ディスチミア親和型の新型うつ病は、自分の実現したいことや、自己を思うままにつくり上げたいという欲求があるため、会社の環境に限界が見えると仕事に対する不満が出てきてしまう。これは、意味ある存在という内的適応を高めようとしすぎるあまり、外的適応ができていない状態ととらえることができる。

かつて、精神科医の中井（二〇〇四）は人間の成熟について次のように論じた。

「『自分がおおぜいのなかの1人（ワン・オヴ・ゼム）であり、同時にかけがえのない唯一の自己（ユニーク・アイ）である』という矛盾の上に、それ以上詮索せず乗っかっておれることである。」

この言葉には、自分自身のこころと自分のまわりの社会との折り合いをつけていくことの大切さがよく表れている。そして、個人の心理的適応を考えるうえでも、社会という視点が欠かせないことがよく理解できる。これまでの生活や生きかたが何らかの限界を迎えたことで生じたものがこころのやまいであるなら、自分の生きかたや自分の中の何かを変えること、つまり変容することがこれからのテーマとなるだろうか。しかし、この中井の言葉を前にして考えてみると、変容しようという気持ちが強すぎることも、ワン・オヴ・ゼムを破るものになるのかもしれない。自己の変容とはどのようにあるべきなのか、そして他者を変容させるということはどうあるべきなのか、考えてみてほしい。

第5章

社会システムの中で見えてくるやまい

やまいという「もの」と「こと」

——「うつ病」——
——「人格障害」——
——「発達障害」——

大学院で臨床の研修を始めた頃、一部の患者が病名を語るニュアンスに、どこかしら違和感を抱いていた。精神科外来の患者の口から語られる病名の一部には、どうも「カッコ」がついていて、なんだかその人の内側から出てきた言葉という感覚がしないことがあった。いまは気になる現象をネットで検索すれば、一〇分もあれば病名にたどり着ける時代だ。そんな現在だったら、患者が語る病名に触れても何も思わなかったかもしれない。

患者の発言への違和感は、「なぜこのかたが病名を知っているのか？」という点ではなく、たとえば「うつ病の症状で生活機能が低下して困る」ことと「『うつ病というやっかいだといわれている病気』で苦しむこと」の苦悩の違いに起因していた。つまり、「うつ病がもたらす『もの』に困っている」ではなく「うつ病である『こと』に困っている」ように見えたのである。支援者側がその病名で想起する内容と比べると、患者がイメージする病気の内容や重大性は、とてつもなく大きく、しかも漠然としているように感じさせられた。目の前にいるはずの患者の問題が、支援者の遠く手の届かないところで大きくされてしまっており、どこの誰かが言っている病名がカッコつきとなって、患者を来談に急かしているように感じざるをえなかったのである。人から伝わってきた病名という人工物さえなければ、人生には落ち込むこともあるって、と親に諭されて収まるものも多かったのかもしれない。

個人のやまいという現象は、どうやら個人だけの問題ではなく、取り巻く社会システムによっても影響を受けるものらしい。この構造は、ただでさえ複雑なやまいのプロセスをさらに難しくしているようだ。また近年は、神経発達症（発達障害）をはじめとした精神障害が増えているとする記事を散見する。統計をもち出して、本当に神経発達症が増えたかを検討してもよいかもしれないが、「何が」増えているのかを問うても、この二〇年の風潮が現れるだけだ。こころのやまいの流行り廃りの根本は、患者が苦悩をもち、その症状に気づき、それをやまいであると考え、治療機関を来談することによって発覚するという流れがある。それなら、「なぜ」増えるのかと問う姿勢のほうが、この大きなシステムの動きを俯瞰する本質的な問いになるだろう。精神科の敷居の高さもあるから、大きな流行には何らかの大きな力が根本にあるはずだ。本章では、個人のやまいという現象が社会システムの中でどのように扱われていくかについて吟味したい。

こころのやまいという「こと」――診断基準の発展

第1章で概観したように、こころのやまいの歴史は古い。先史時代の人間も、現代に生きる私たちも、悩みをもつことは同様である。人間関係や自然環境、社会環境など、身のまわりにあるものに反応して、さまざまな苦悩をもつ。第二次世界大戦後の世界では、精神病院中心主義が展開されていたが、一九四八年の国際連合の「世界人権宣言」に象徴されるように、患者の人権を尊重する流れがその頃から出てきたようだ。脱施設運動など、患者に対する配慮が高まっていくなか、どの精神科医が診ても同じように良質の治療を受けることができる環境を整えることが必要であった。しかし、診断に関する一九六九年の国際比較研究は衝撃的な結果であった。同じ精神病患者の面談動画を見て、アメリカの精神科医は統合失調症と診断したのに対し、イギリスの精神科医は躁病と診断する傾向が見られたのだ（Cooper et al., 1972）。良質な治療を等しく提供するためには、信頼性の高い診断が前提となる。これでは、同じ人を違う精神科医が診た場合に、違う診断をする、つまり、人によって治療の仕方が異なるということになってしまう。この時代は客観的な診断基準の必要性が痛感された時代であった。そして、一九八〇年のＤＳＭ-Ⅲの到来は、こうした高い信頼性への希求への一つの答えであり、症状のリストで構成されているこの診断基準は、数多くの実証研究を可能にし、おおいに研究が発展した。

ここまでの時代での治療者とクライエントとの関係で特筆すべきは、病人役割という概念が出てきていることである。社会学者のタルコット・パーソンズは、その著書（パーソンズ、一九七四）の中で、クライエントの二つの権利と二つの義務について触れている。前者は、クライエントが暮らしている生活の中での通常の社会的責務が免除されるということ、そして支援を受ける権利があることの二つである。後者は、その代わりに回復への義務があり、支援を受ける専門家に従う義務があるとしている。こうした権利と義務が社会の中で明示的にルール化されているかは疑問があるし、この考察の発端は重度の患者に基づくものであったため、すべてがあてはまるというわけではないかもしれないが、やまいを得て専門家と会う際の窮屈さをよく説明しているかもしれない。よい治療や情報が増える反面、そこに乗り出してしまうと身動きがとれなくなるような恐れはあるかもしれない。社会的機能の低下によって仕事や学業などが難しくなるとしたら、社会的責務を免除してはもらえるが、実際のところ、治らなければならないという切迫を感じて、こころを休めるどころではなくなる人もよく見かける。さらに、社会的責務を免除させているやまいが明確なもので、科学や専門家のお墨つきをもつとしたら、より多くの人がそれに動かされることになる。

やまいと出会う人のこころ

二〇年ぐらい前のケースカンファレンスでは対応が難しいクライエントのことが話題に挙がると、「このかたは人格障害だ」（現在は「パーソナリティ症」という呼び名のほうが適切である）という結論に至ることが多く、なんだか違和感を抱くことが多かった。そういえばいまは、「ボーダー」（ボーダーラインパーソナリティ症の意味）という言葉を聞くことがかなり減って、いざ聞くと懐かしささえある。実際そうなのかもしれないが、現在では「難しい」クライエントに対して「神経発達症（発達障害）」と呼ぶことが多い印象がある。二〇年前であれば、テストバッテリーを完備の上、検査結果から十分に読み取ることができなければそうしたラベルは控えることが多かったが、いまでは会っているときの臨床的感覚から暗黙の構えを設けることも一般的になっていると思う。

やまいに限らず、こころに関する概念は、年を追うごとに変化することが知られている。ニック・ハスラム（Haslam, 2016）は、心理学的概念が変化することを〝concept creep〟と概念化し、紹介している。こころに関する概念の中でも、とくに人間の経験や行動のネガティブな部分に関する概念は、関連した現象をより広く拾うように広がっていくので、概念の境界や意味合いに広がりが出てくる。その方向性は二種類あり、水平的拡大（horizontal expansion）と垂直的拡大（vertical expansion）に分けることができる。前者は質的に新しい現象を含めていくものであり、後者は量的なもので、それほど極端でない現象もその概念の中に含めていく。たとえば、虐待はもともと心理学の中では、身体的虐待と性的虐待の二つの形態が認識されていたのに対し、この数十年の間で水平的拡大が起こったという。それは身体的行為であった従来の形に加えて、言葉による威圧や叱責や屈辱を与える行為など、「感情的虐待」（心理的虐待）が虐待に加わったことである。さらに、以前は大人から子どもに対する行為のみを指していたのに対して、現在は大人同士の家庭内での関係性にも拡張された。これらはもともと指していたものより明らかに質的に新しい現象を含めている。それに対し、垂直的拡大としてネグレクトが虐待に加わった、とハスラムは論じる。つまり、身体的虐待、性的虐待、感情的虐待は親に意図があり子どもの成長に直接的に重大な影響をもたらすものだが、ネグレクトは親の意図以前に子どもの受け取りかたによるところも大きいため、重大な影響を必ずしも及ぼさないものも含む可能性がある。この論文は、虐待をはじめ、いじめ、精神障害、トラウマ、偏見、依存といった事例での二つの拡大について論じており、興味深い。

過剰診断と診断しやすさ

精神障害の拡大に大きく寄与しているのは、過剰診断であろう。ジョエル・パリス（二〇一七）は「正常の偏奇に入るものを病理として疾患として治療の対象とすること」と表現している。過激な言いかただが、レイ・モイニハンとアラン・カッセルズ（二〇〇六）が指摘するように「病気を商売にする」という側面がある。この背景にあるのは、自分の勢力を拡大したい専門家や製薬メーカーの精力的かつ大規模な宣伝だけでなく、苦悩から解放されたい患者の願望があるという。パリス（二〇一七）によると、過剰診断のデメリットには以下の二つがある。一つ目は過剰診断によって患者が増えると、助けるべき人を助けるためのリソースを割きづらくなることである。もう一つは、早期発見・早期治療のためのスクリーニングによる害である。スクリーニングの尺度は症状や苦悩を拾うことはできるが、症状がどのようにして生じているのかについては明らかにしないし、その症状がどの程度重症であるかの評価まではできず、患者候補者を増やすのみに終わってしまう。つまり真の陽性の者に比べて偽陽性（第1章）の者があふれる事態をもたらす。

パリスはまた、診断の「バンドワゴン効果」（bandwagon effect）を指摘している。つまり「ある選択が受け入れられるとより多数がその選択を受け入れる」という性質があり、たとえばうつ病という診断名が流布していくと、他の精神科医もその診断の選択をしやすくなる。そして、何度か同じ診断名を使うと行動経済学者ダニエル・カーネマンのいう利用可能性ヒューリスティックが働きやすくなるため、なおさら同じ診断名を使うようになる。

病気喧伝とは

――うつはこころのかぜです。――

――いつから我慢してるんですか？　それ以上我慢しないで下さい。――


親しい人からこのような言葉が発せられたら、みずからの苦しみを少し抱えてもらえたり、思ったよりも重大なことではないように聞こえたりして、気持ちが和らぐような感覚が現れる。ただ、これは臨床家や家族や友人が発した言葉ではない。製薬会社の広告のキャッチコピーである。

病気喧伝（疾患喧伝：disease mongering）とは、「生理的な範囲の身体の不調を指して、『病気だ、病気だ』と騒ぎ立てて、やれ『医者にかかれ』だの『治療しないとまずい』だのとかまびすしく説いてまわることをいう」という井原（二〇一二）の紹介がしっくりいく。同じ井原によれば、「逆流性食道炎」「脱毛症」「ムズムズ足症候群」「過活動膀胱」「月経前緊張症」「勃起障害」などがその対象となっており、ここに注意欠如多動症（ADHD）、双極症、社交不安症などを加える考えかたもある。メディアなどの広告を通じて、これまで診断される機会のなかった、生活上に不便を感じるような症状を来す疾患に気づいてもらい、医療機関の受診を促す製薬メーカーの疾患啓発・受診促進キャンペーンである。日本では、患者に対して医薬品名の広告を発することが禁止されているため、病気のほうを広告するのである。

記憶に残る大きなキャンペーンは、一九九九年から始まったうつ病の新薬であるSSRI（Selective Serotonin Reuptake Inhibitors: 選択的セロトニン再取り込み阻害薬）を念頭に置いたものであろう。これは副作用などの安全性が高いといわれていた（のちに若年層の副作用が指摘され、二〇〇九年に厚生労働省が注意喚起を行っている）。井原（二〇一二）がまとめた厚生労働省の患者調査によると、一九九六年で四三・三万人、一九九九年で四四・一万人だったうつ病・躁うつ病患者が、二〇〇二年には七一・一万人、二〇〇五年には九二・四万人、二〇〇八年には一〇四・一万人と増加した。この発端となったのは、先ほどの「こころのかぜ」という優しいフレーズを用いたキャンペーンであった。そして、いまや日本は「うつ病一〇〇万人時代」へと変化していったのである。決算ベースの市場規模で見ると、一九九八年の一四五億円が二〇〇六年に八七〇億円となり、六倍にも上るため、健康保険の圧迫も心配になる。時期的にはバブル崩壊の後からリーマンショックまでの低迷期とシンクロしているように見えないこともないが、この短期間に患者が二倍以上にも膨れ上がっている不自然さを見ると、「うつ病一〇〇万人時代」というフレーズにも複雑な思いを禁じえない。

井原（二〇一六）は、病気喧伝の対象に共通点を見出している。一つ目は、「正常と異常との境界に位置する」こと、つまり、現代の医学において位置づけが明確ではなく、どこから異常と見なすかが人為に委ねられてしまうものである。二つ目は、長期的な投与ができるように、致死性疾患や急性の疾患でないことである。三つ目は、希少な疾患でないことである。四つ目は、二つ目と関連しているが、投与期間が長いことである。モイニハンとカッセルズ（二〇〇六）はその著書の中で、製薬メーカーの戦略をわかりやすくまとめた――「死の恐怖をあおって売り込む」「患者数を多く見積もって売り込む」「有名人を宣伝に使って売り込む」「患者団体と連携して売り込む」「『病気のリスク』を『病気』にすりかえて売り込む」「自然現象に病名をつけて売り込む」「病名を意図的に変えて売り込む」「健診を習慣づけて売り込む」「政府機関を手なずけて売り込む」「個人差を『異常』と決めつけて売り込む」――これらは女性性機能障害、うつ病、更年期障害、ＡＤＨＤ、高コレステロール、高血圧、月経前不機嫌性症状、社交不安症、骨粗しょう症、過敏性腸症候群への薬を売り込む際の切り口とされる。どの売り込みがどの疾患のものか、想像してみてほしい。臨床心理学概論の講義後に、私は正常ですか、異常ではありませんか、と質問されると、はっきりとしたことがいえなくて困ることがよくある。病気喧伝の話を聞くと、まさにこの正常と異常の間の線引きの難しい場所に誰かが忍び込んでおり、ある方向へと導こうとしているような違和感が残る。

病気喧伝のターゲットはもちろん日本だけでなく、世界中で問題視されるようになった。二〇〇六年にははじめての国際会議がオーストラリアで開催され、学術誌 *PLoS ONE* で同年に特集が組まれた（PLoS ONE ウェブサイト）。イギリスのＢＭＪには〝Too much medicine〟というキャンペーンページがつくられている（The BMJウェブサイト）。過剰診断についての論文や、Preventing Overdiagnosisという国際学会もできた。そして、こうした専門家による振り返りだけでなく、被害を訴える患者団体からの発信、専門家や患者が一体となって薬剤の責任ある使用について議論するWorld Benzodiazepine Awareness Day、薬害オンブズパースン会議による活動なども活発に行われているようだ。興味のある人はどのようなことが議論されているのか調べてみてほしい。

製薬メーカーのしたことは過度であった点が問題であり、方向性にはそれほど問題がないという見方はありうる。病気のことを知り、服薬を経て幸せになる人ももちろん存在する。一部の企業の大規模な啓発のみを指して批判することはできないし、現にいま服用している者にとっては、その薬を飲んではいけないといわれているような複雑な心境になるかもしれない。むしろ、こころのやまいについて考えるという本書の目的からいえば、大きなシステムにおける一部の責任をことさらに取り上げると全体像が見えにくくなる。それよりも、各自で想像した全体像に見落としている部分がないか、そしてそれを見落としていた自分のこころの働きとはいかなるものかについて考えるほうが有益だと思う。

輸出されるこころのやまい

病気喧伝とは、単純にいえば情報の発信と受信にまつわることである。この情報の発信と受信の根底に、誰しももちうる健康に対する不安が存在しており、この不安が情報の価値を増強し、不安への対処方法を与えているといえる。ただ、もう少し広い見地に立ってみるならば、これらの多くは欧米から伝えられたものだ。イーサン・ウォッターズ（二〇一三）の『クレイジー・ライク・アメリカ』は、アメリカから概念が輸出されてくるさまを四つの地域の事例から伝えて、考察している。香港、スリランカ、ザンジバル、そして日本が舞台である。

一九八〇年代の香港の事例では、もともと拒食症の事例がほとんど見られなかったうえ、もし摂食症にあたる事例に出会ったとしても、太りすぎることを恐怖したりするＤＳＭ流の痩身願望ではなく、危険なまでに痩せすぎていることを自覚している症例だったようだ。しかし、交通事故にあった女性が拒食症によってすさまじく痩せていたことが運悪くことが報じられると、この女性のもつやまいについて注目が及び、メディアではＤＳＭ流の摂食症の診断基準が紹介された。このことにより、摂食症の患者が激増しただけでなく、痩身願望をもつ拒食症患者が主体になったという。

また、スリランカで津波被害が起こったときには、メディアや専門家は早急なメンタルヘルスへの対処が必要であることを口々に報じた。アメリカでつくられたＰＴＳＤという概念とその治療法が現地で通用するのかという点には思いが至らなかった。事実、スリランカ人はトラウマティックな出来事に何らかの意味があると考えるという傾向があり、トラウマティックな体験を語り直す、つまり「こころの傷にただちに介入する」という考えかたはなかったようだ。欧米流の見方からいえば、子どもたちが学校に通えるようになるかを心配している姿が、現実から目を背けようとしているように映る。専門家は現地人に対して、最新のＰＴＳＤ治療の技法を伝授し、受講証明書を受け取る現地の若者も増えていった。

精神疾患言説が流行する社会システム

このようなことはDSMが存在する現代の話に聞こえるかもしれないが、驚くことに二〇世紀の初頭の日本においても、あるこころのやまいが大流行した。「神経衰弱」である。知的労働をするエリートは「神経を酷使」しているとされ、そうした人たちに神経衰弱が受け入れられていくと、必ずしもエリート階層ではないような人たちも診断を受けるようになり、精神科を受診する患者のじつに三分の一もの人にも及ぶようになった。大衆文化の中で神経衰弱の自己診断法やチェックリストが世の中にあふれていき、自分も神経がすり減っていると考えて受診していたのだ（ウォッターズ、二〇一三）。

佐藤（二〇一三）は、讀賣新聞、朝日新聞など大手の新聞を分析し、明治期から高度経済成長時代の日本において、「狂気」「神経病」「神経衰弱」「ノイローゼ」などの大衆言説がどのように流行したのかをまとめている（図5－1）。

まず、流行するこころのやまいと大きな社会経済的変動（図のI）とを関連づけて、危機意識を高めるような方向でジャーナリズムが報じる。たとえば二〇世紀後半に現れた「ノイローゼ」は、戦後の冷戦や生活の苦しさ、受験競争など、当時の人が置かれていた社会的な混乱やストレスフルな環境によって生じるという論じられかたをしている。ジャーナリズムは、こころのやまいについての言説を広める役割を担っているが、正しい医学の知識を社会に啓発する方向性とともに、医療システムの

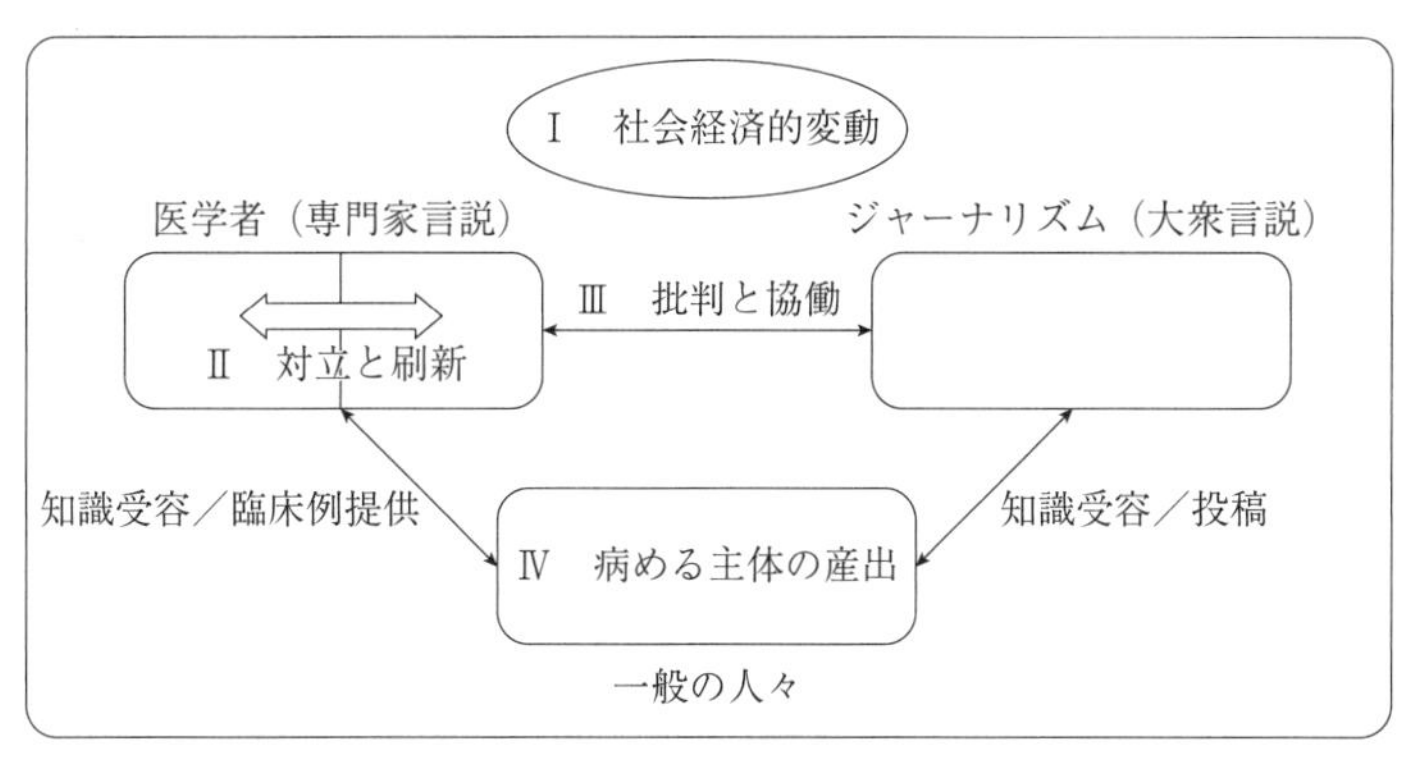

図 5-1　精神疾患言説が維持／構成されるメカニズム

（出典）　佐藤（2013）。

不備を指摘したり、改善を求める方向性の両方がある（図のⅢ）。ジャーナリズムにはとくに後者のように生活者の不満や関心に応えるという役割ももっているため、精神疾患についての大衆言説を継続的につくり上げる土台となっている。その中で、医学とやまいの関係や患者と医師との関係性が点検されていく。医療者の間でも、新たな診断名がこころのやまいを大衆化させ患者に不利益になることを警告したり、みずからの実践や情報発信が患者を生み出し、悪化させてしまっている可能性に気づいている者もいたりしたが、同業者に対する批判というよりも、一般人が診断名を濫用することや研究の未熟さに対する批判にとどまることが多かったという（図のⅡ）。このようにジャーナリズムによる批判によって医学体系が修正されて維持されていく。この中で、「病める主体」（図のⅣ）としての一般の人々は、ジャーナリズムが加えた情報に反応し、「自己の精神状態を病理的な眼差しで捉えるよう要請」され、受診に至る人が出てくる。また、やまいについて新聞に投稿する人が現れると、そのやまいがたしかに存在するものであるという事実として世の中に示され、同様の人の疾患への気づきを促し、患者を再生産することになる。そして、新聞で疑似治療場面に触れることになるので、受診へのハードルも下がる。

第1章の繰り返しになるが、そもそも人のこころというものはよくわからない。そこに苦悩があるとすると、それ以上によくわからなくなる。そのため、よくわからないこころというものに関して、それを「知っているはずの人」を想定したくなるのかもしれない。ただ、それはいったい誰なのだろうか？――それはそのやまいの経験者なのだろうか？　こころの専門家なのだろうか？　あるいは「進んでいる」と噂される国の専門家なのだろうか？

どちらにしても、誰かに頼ろうとするのであれば、情報の非対称性、つまり「自分よりも自分のこころを知っている人」を想定せざるをえないのかもしれない。情報の非対称性のもとでは、自分のこころを自分でわかっているつもりであっても、こころの専門家のほうがよくわかっている、つまり信憑性が高いという結論になりかねない。こころのやまいについての概念が輸出され、輸入した専門家がそれを発信し、専門家しかそのことを知らないという情報量の格差が確立されると、自分がそのやまいに該当しないと思っていても、それを決めることができるのは専門家に限られる。これまで自分の生活の中でさまざまな感覚を実体験してきた患者のもつ「一の主観」よりも、専門家が専門知識と臨床経験を経て身に着けてきた「百の客観」のほうが信憑性の上で優位に立つという事態が訪れる。これが行き過ぎると、こころとはいったい誰のものなのか、わからなくなってしまう。このことは先に触れた「身動きのとれなさ」の原因の一つとなるだろう。

こうした事態を避けるには、診断とは別に、治療者のほうに「やまいの説明モデル」（第6章）から患者を理解するという側面も求められているだろう。しかし、ウォッターズがいうように、患者のほうも困難な状況に置かれると「自分たちの文化独特の習慣をひっこめ、科学のお墨付きを得た欧米のやりかたに固執」したり、「力を持ったよそ者から食べ物やお金をもらえるだろうと期待して、異国の方法論を受け入れたように見せかけることで、『騙されたふりを続け』る」というしたたかな利用の仕方をすることもありうるだろう。

社会システムの中でやまいを治すということ

患者がやまいを知る、治療者がそれを治す、というシステムは、本来、患者の自主的な受診・来談によって動き始めるものである。患者のこころは患者自身のものであり、本人が希望するのでなければ、他者が評価したり介入したりするべきものでは本来ない。しかし、こうした自主性に基づいて動き始めるはずのシステムが、患者にやまいが生じたときから自動的に動き出すとしたらどのようなストーリーになるであろうか。かなり単純化・誇張させたものを描くとしたら、次のようになるだろう。

Cl.：気分が落ち込んでしまうんです。なんだかつらいんです。

——国民は病気を知ることになっている——

「これは世にいううつ病なのかもしれない」「気分が落ち込んでいるのなら、うつ病なのではないか?」。「気分が落ち込んでしまう」というのが病気の一症状であるという情報が繰り返されている場合、患者は自然な心理的現象であっても病気であると思うだろう。情報が繰り返し伝えられることで、こころのやまいは具体化する(e.g., Hyman, 2010)。周囲からは、「あれだけ世間で言われていることなのに、なぜ知らないのだ」という反応もあるかもしれない。周囲がそれを知っているなら、本人もそれより早く気づかなければならない雰囲気すら出てくるかもしれない。こうなると、どの治療法にも一〇〇%確実に治る確証がないのにもかかわらず、治療を受けないという選択肢を採ることをまわりに納得してもらいづらくなる。まわりが同じ方向を向いている雰囲気の中では、これは病気などではないし治療を受けても必ず治るわけじゃない、というこころのやまいの実在性や治療の不確実性に抱く自然な躊躇が、患者のわがままに見えてくる。

―患者は治療を受けることになっている―

まわりの人としても、治療を受けるという選択肢以外にはないような気がしてしまう。「この症状があったら、この病気である。この治療法を試そう」というメッセージはきわめて合理的である。それに対して、「この症状があったとしても、いまのところそれほど困っていないし、別に、何も治療を試したくない」という自然な気持ちがあったとしても、不合理で向こう見ずな人と映るかもしれない。本人から納得のいく反論はしづらく、感情論に訴えるぐらいしか手がなくなる。治療を迫れば、

「薬を飲んだらだめな人間になってしまう」と根拠がないことを言ったり、「いやなんだって」と感情を吐露しながら、態度がさらに硬化していく。治療を受けないなら協力したくないとさえ、まわりは思うかもしれない。

——専門家は患者の病気を治すことになっている——

ここで大切なのは、患者だけでなく、治療者のこころも考察に入れるべきことだ。一言でいえば、患者にとってはこころのやまいをもつことの「不安」が生じるのに対し、治療者にとってはこころのやまいを治さなければならないといけないという「責任」が生じる。精神障害の「社会的機能の障害」から発生する実質的な苦悩に加えて、それについての情報がもたらす「精神障害をもっている（かも）」という「こと」が不安を生む。診断にはその不安に対して責任を果たす意味合いが上乗せされるため、「正しい」診断が要求される。つまり、やまいの発見とケアが高度に自動システム化されると、患者の不安を和らげる治療者の責任が高まってしまうかもしれない。こうした中で、精神障害をもっているという「こと」は薬が解決する、と繰り返し報じられているとしたら、なおさら「診断分類の過剰使用により、薬物療法はすべての患者で使用することが正当化され」る（パリス、二〇一七）。極端にいえば、拙速な投薬でも、あるいは薬剤メーカーがつくったお題目であったとしても許容され、投薬をすれば治療者としての責任を果たしたことになる。抗うつ薬の必要性を説明せず使用しなかった主治医が訴えられた事件（Klerman, 1990）があると知れば、慎重に丁寧に行うべき初期治療の間、治療者は不安を抱き続ける。患者が苦しんでいることは事実であるにしても、治療者に対して責任が切迫しすぎることも避けねばならないだろう。

やまい化プロセスを止める方法

アレン・フランセスはアメリカの精神科医であり、DSM－Ⅳの作成委員長を務めたことで知られている。DSM－5発刊に際して彼が提言した『〈正常〉を救え』（フランセス、二〇一三）という書籍は大きなインパクトをもたらした。第8章は「賢い消費者」というタイトルで、精神医学やサービスの消費者である一般の人が、どのようなことに気をつけたほうがよいのか、彼の意見が記されている。たとえば、正確な診断のために医師と自分自身に対して正直であることが大切であるとしている。診断は患者の自己申告が大きな要素をもっている。恥ずかしい打ち明け話であっても自分を責めずに医師に伝えることや、「症状のタイプ、発症のタイミング、激しさ、長さ、機能障害の程度、ストレス、日常生活であなたの気分を良くしたり悪くしたりする物事」をくわしくメモしておくことや、投薬など過去の治療のデータも書きとめておくことを勧めている。この意見は、診断という行為は専門家にのみ行えるものではなく、患者との共同作業であることを強く印象づける。

また、『精神疾患診断のエッセンス――DSM－5の上手な使い方』（フランセス、二〇一四）を見ながら、自分でも確かめてみるという手段も有効そうだ。確かめる点としては「あなたの症状がその疾患についての記述と一致するかどうか、無視できないほど長くつづいているかどうか、著しい苦痛や機能障害をもたらしているかどうか、そして厄介な出来事に対する単なる一時的な反応に思えるのか、それとも日常生活にもっと深く根を張っているのか」が挙げられている。精神科的症状が少しあれば精神障害であるという誤った思い込みをもつのではなく、「相当に重い複数の症状が相当に長いあいだつづかないかぎり、自分は精神疾患なのだと信じこむべきではない」としているが、これは重要な指摘を精神医療側から投げかけているといえるだろう。ただし、これらのことは全体の章の中でも一番サイズの小さい章での記述であり、患者のみで行うことはやはり難しいような印象が残るかもしれない。

治療に対する患者の葛藤

精神科などの敷居が低くなったとはいってもまだ来談には躊躇があるだろうし、システムが自動化されていくと便利にはなるが、どのように支援サービスを使うか、という患者の判断を尊重しなければならない。じつに患者の自主性とは、自律尊重、無危害、善行、正義、という医療倫理における四原則の一つである（ビーチャムとチルドレス、二〇〇九）。患者が治療に対してどのような揺らぎをもつのかを知っておくことが重要であろう。ジェロム・グループマンとパメラ・ハーツバンド（Groopman & Hartzband, 2013）は、豊富な臨床経験を基礎に置きつつ、患者がどのように治療を受けるのかについての自己決定で現れる葛藤の軸を、豊かなルポルタージュ群から見出しているので紹介しよう。

一つ目は「信じる者」であるか「疑う者」であるか、という軸である。ここでは、専門家の提供するものを信じようとするのかどうか、疑ってかかるのか、ということがいえるだろう。先の例でいえば、うつ病への治療を患者が信じるか、あるいはうつ病であるという診断を否定したり、薬物療法に対して懸念をもつというこころの間で揺れることである。二つ目は「最大限主義者」であるか、「最小限主義者」であるか、という点である。最大限主義者は、自身のやまいに対してできる限りのことをしようとする人たちであり、最小限主義者は、なるべくそれに対するコストが少なくあろうとする。たとえば、前者はうつ病の早期治癒を目指して最初から薬物療法と心理療法の併用を希望すること、後者は、治療初期には支持的精神療法などで様子を見つつ、必要性を見極めてから生活指導やさらなる治療技法を希望しようとする態度の間の揺れである。

最後の軸は「自然志向」か「技術志向」かという群である。自然志向をもつ人は、なるべく自然治癒力を高めることによる改善を求めるし、技術志向の群は、医学や心理学においてその疾患の治療のためにつくられた、(狭義には科学的な裏づけをもつ)技術ややりかたを求める方向性が高いといえる。前者はカウンセリングでの振り返りから自分に必要なことや見直すべき点を見つけていくようなやりかたを好み、後者は薬物の計画的服薬、高度にプログラム化された認知行動療法、スマートフォンを利用した介入を求めるだろう。

治療する側にとって、安全性や裏づけが確認されている方法を使うのは社会的責任から重要なことだが、こうした科学的な治療方法が一つあるにしても、それに対峙する患者のこころは、ざっと見ても二×二×二＝八通りのありかたが存在することを念頭に置かなければならない。さもないとたとえば「信じる者」「最大限主義者」「技術志向」の患者のみしか受けつけないとか、目の前の患者のこころのありようを科学に合わせて変えなければならなくなる。そうなるとこころが誰のものかわからない支援になってしまうかもしれない。

プロセスの変質

〝Doctors are unhappy〟という印象的なフレーズから始まるリチャード・スミス（Smith, 2001）は、治療の前線に立たされる医師の不幸さの原因の一つとして、医師と患者の間の関係性を「偽りの契約」としてまとめている（以下はミュア・グレイ〔二〇〇四〕の訳文）。患者は、医師に対して、「近代医学は驚くべきことができ」「自分の問題の多くを解決できる」と考えている。患者の「内面まで見通せて、何が悪いのかを知っている」し、「知る必要のあることはすべて知っている」。「だから、私たちは医師に高い社会的地位と高額の給与を与えている」と考えているのだ。しかし、医師の本当の思いは別である――「近代医学には限界があ」り、「危険」なものでもある。「すべての問題を解決することはできない」し、「何でも知っているわけではない」。むしろ「利益のあることを行うことと、害のあることを行うことのバランスをとるのは、とても微妙なこと」という認識があるのだ。こうした齟齬のあるなかでは、「患者を失望させたり自分の地位を失ったりしてはいけないので、何にせよ沈黙を保っているほうがいい」という判断になっても仕方がないだろう。そのため、両者の間で新しい契約を結ぶ必要がある。それは、「死、病い、痛みは人生の一部である」だけでなく、「医学には限界がある」ことや「医学には危険が伴う」こともあることを知ること、そして「医師はすべてを知っているわけではない。医師には、意思決定や心理面での支援が必要」であることである。ただし、「われわれは一緒にここにいる」のだ。「患者は医師に問題を委ねたままではいけない」し、「医師は自らの限界を隠すべきではない」。そして、「政治家は無理な約束を慎むべきであり、現実に焦点をあてるべきである」と、社会システムにも言及している。先のグレイ（二〇〇四）はエビデンスに基づく医療（ＥＢＭ）運動の草創期を支えた医師の一人であるが、インターネットなどで情報をもつようになった患者をどのように支援するのかについて、「責任をもった賢者」としての患者と、情報と意思決定を共有することの重要性を論じている。

この関係性の中には、確実性の探求と不確実性という現実の間での葛藤が表れている。アラベラ・シンプキンとリチャード・シュワルツシュタイン（Simpkin & Schwartzstein, 2016）は確実性を求めることが人間心理の中心的な点としつつも、支援とは不確実性をもって生きている患者を扱うことであり、医師のほうが不確実性を受け入れることができないと、過度の検査や、医原性の傷害を起こす、また、患者からの情報を留保するなど、患者にとって害のある結果をきたす危険性を指摘している。「正しさ」にこだわるなら、本来流動的で変化的であるはずのやまいに対して、固定的な白か黒かの診断をつけることになり、やまいをとらえられなくなる。そして、早急な診断を治療者に求めるならば、治療者自身の無意識的なバイアスによる診断をつけられたり、他にもあてはまりそうな診断がないかを治療者が立ち止まって考えなくなる恐れがあるという。そこで、彼女らは、「診断」ではなく「仮説」であるということを確認するなど、不確実性を念頭に置いた教育カリキュラムをつくること、そして、医師や患者、そして医療制度全体が不確実性を認識し、受け入れるようにすることが必須であると主張している。これは医師のことをいっているが、正しさの希求や曖昧さに対する思いは心理職にとっても同様であるため、参考になる。

これまでの日本では、うつ病治療＝十分な休養と薬物療法という自動化された認識が浸透してきたが、近年、とくに軽症のうつ病への薬物療法に対して熟考が期待されるようになった。渡邊衡一郎（二〇一三）によると、二〇〇四年には王立オーストラリア・ニュージーランド精神医学会が軽症のうつ病に対して治療ガイドラインから薬物療法を第一選択から外していることを指摘しており、英国立医療技術評価機構（ＮＩＣＥ）、生物的精神医学会世界連合（ＷＦＳＢＰ）なども同様の見解である（ただし、二〇一三年のＷＦＳＢＰは軽症でも薬物療法を検討する場合として、患者の希望、過去の良好な薬物への反応、過去に中等症以上であった経験、非薬物療法が効かなかった場合などを挙げているので、一概に否定されるべきものではない）。

日本うつ病学会治療ガイドライン（日本うつ病学会、二〇一六）においては、軽症うつ病に対しては、「全例に行うべき基礎的介入」として「患者背景、病態の理解に努め、支持的精神療法と心理教育を行う」が挙げられ、それに加えて「必要に応じて選択される推奨治療」には「新規抗うつ薬」「認知行動療法」が挙げられている。なお、軽症うつ病とは「大うつ病の診断に必要とされる9項目の症状のうち『抑うつ気分』もしくは『興味、喜びの著しい減退』の少なくとも1つを含む、5つ以上（かつ余分はほとんどない）の症状を同じ2週間以上の間にほとんど一日中、ほぼ毎日有し、加えて就労や就学状況、家事などにおける機能障害等」があるものを指している。それよりも軽いうつ状態（診断がつかないうつ状態）に対しては、薬物療法や体系的な心理療法の必要性は「比較的少ない」といった見解である。また、「中等症・重症うつ病～精神病性の特徴を伴わないもの～」には「全例に行うべき基礎的介入」としては「患者背景、病態の理解に努め、支持的精神療法と心理教育を行う」ことが挙げられており、「推奨される治療」として「新規抗うつ薬」「三環系／非三環系抗うつ薬（TCA/non-TCA）」「修正型電気けいれん療法（ECT）」を挙げている。

うつ病だけでなく、日本の精神科医療において向精神薬の多剤投与については保険点数が下りないなどの措置も講じられるようになってきているが、過剰診断や多剤併用に対し、アメリカでは内科専門医認定機構財団（ABIM）の主導で二〇一二年に「賢い選択」（Choosing Wisely）という運動が起こった。これは医師や患者の対話の中で、考え直したほうがよい「五つのリスト」をさまざまな専門領域の医学会に問うものである。アメリカ精神医学会のリストによると、精神科では下記の五つが挙げられる。「一．適応症の患者であっても、適切な初期評価と適切な継続的モニタリングなしに抗精神病薬を処方してはならない。」「二．二種類以上の抗精神病薬を同時に処方することをルーチンにしてはならない。」「三．認知症の行動・心理症状の治療のために抗精神病薬を第一選択として使用することをルーチンにしてはならない。」「四．成人の不眠症に対する第一選択薬として抗精神病薬の処方をルーチンにしてはならない。」「五．子どもや青少年に対しては、精神病性障害以外の診断での第一選択として抗精神病薬の処方をルーチンにしてはならない。」（American Psychiatric Association, 2015）。こうした取り組みは医療者だけでなく患者との対話の中で行われており、エビデンスに基づく、真に必要であり、副作用の少ない医療を賢く選ぶことに貢献することを目指している。日本でもChoosing Wisely Japanが二〇一六年に立ち上がっている。

次の流行へ

このように、やまいとは、個人の現象にとどまるものではない。それに対するケアを考え、啓発し、治療するというヒューマニスティックな流れが並走している。本章で見てきたことは、この流れには行き過ぎが生じること、つまり必要以上により多くの人を巻き込む危険性も伴うという視点ももつべきという警句を発している。この視点は、ケアなどやめたほうがよいという無謀な主張や、患者のやまいは医療に創られた幻であるという主張ではけっしてなく、その人の生を邪魔しないケアとは何か、必要最低限のケアとは何かという点を意識させる点で重要な視点である。

ＤＳＭ－５－ＴＲの巻末には「今後の研究のための状態」（Conditions for future study）が掲載されている。これは、ＤＳＭには掲載されていないものの、今後の研究推進が期待される現象に関して、共有できる診断基準を提示することで、研究者や臨床家の理解を深め、ＤＳＭに公式に採録するかどうか判断するための情報を得ることが期待されているリストである。「減弱精神症症候群」「短期間の軽躁を伴う抑うつエピソード」「カフェイン使用症」「インターネットゲーム行動症」「出生前のアルコール曝露に関連する神経行動症」「非自殺性自傷症」の六つがある（二〇一九年のＩＣＤ－11からゲーム障害〔Gaming Disorder〕が採録されている）。

あらためてこうしたニュースに触れると、大きな社会システムの中では、新たなやまいとその支援プロセスの発生は不可避のことであると実感する。時代に彩られ、目立つようになった苦悩を客観的に評価できるようにし、それへの対応を可視化し、効果を判定して価値づける、そしてそのプロセスに専門家が責任をもつ、それをマスメディアが報じ、患者を取り込んでやまいがさらに実体化する、というこれまで繰り返された行いは、いわば、専門家と患者が手探りで進んだ苦悩から改善までの道のりを、次に歩む人のために先人として舗装する行いにほかならない。しかし、その「舗装された道路」を歩むにしても、歩きかたをどうするのか、その道を歩むのかどうかは、患者本人に委ねられているはずだ。また、安全が大前提ではあるが、自分なりの治りかたやつき合いかたを求めた、いわば「けものみち」を歩んできた当事者の道が間違っているとか、それを歩いてはいけないというわけではないことを、当事者研究（熊谷、二〇一八）の存在が物語っているといえる。

いまのところ完全に自動化したシステムにはなっていないようであるが、患者と専門家の意思決定の自由度、つまり迷いが許容されるシステムであるかどうかは、システムの整備状況が大きく影響することかもしれない。支援者として、患者として、情報を発信する主体として、自身がこのシステムの中でどのように振る舞ってきたのかを振り返ってみたい。そして、とくに支援者としては、無自覚にプロセスを加速させるだけの部品になっていないか、点検しておきたい。

第6章

文化、進化から見えてくるやまい

場所と時間と、個人差と

Cl.：I've been feeling down, and depressed …

いつものフレーズが英語で語られた。日本人と同じ悩みを口にしているはずなのに、日本人とは違うマインド・セットと文化的問題を想定して話を聞くことが多いかもしれない。たとえば、文化心理学をかじったことのある大学院生なら「外国人の相互独立的傾向が日本の相互協調的な文化や風習に合わなかったのではないか」などと考察するかもしれない。どうやら人間は、自分と異なる（ように見える）背景をもつ人たちのこころのやまい（のように見える現象）を理解する際に、「文化」という要素を想定しがちなようである。

それと同時に、自分と異なる（ように見える）文化をもつはずの人が、なぜ自分と同じような悩みを語っているのか？という素朴な驚きもあるのではないか。人間は等しく進化の産物であり、こころのやまい（のように見える）現象を等しくもっているだろう。文化と進化という視点は、人間はお互いにどこまで同じでどこから異なるのか？という点について考える機会を与えてくれると思う。第5章で論じた患者やクライエントを取り巻く社会システムよりもさらに視野を広げ、本章では文化と進化という視点から見えてくるこころのやまいについて論じる。

異文化との出会いと文化結合症候群／文化依存症候群

日本が国際的に経済活動を展開することと、海外在留邦人のメンタルヘルスの問題は表裏一体であるといえる。異なる文化の人たちとの間でのストレスを抱えるのは、いまや国外に進出する人だけではなくなった。技能実習生制度によって日本に来る外国人労働者、留学生、グローバライゼーションを背景とした企業の統廃合などから、異なる文化をもつ人たちが身のまわりに増えてきたことを肌身に感じている人も少なくないだろう。そして、そうした人たちとつき合う際、日本では「当たり前」と思っていたことが通じなかったり、相手の習慣に戸惑ったりすることもあるかもしれない。また、日本においても外国の人を対象にしたカウンセリングや心理療法が、一部のクリニックなどで提供されるようになっている。

文化という言葉は一般的にもよく使われるものだが、学術的にはどのようにとらえられているのだろうか。DSM－5－TRの定義では文化とは「世代を超えて学習され伝達される知識、概念、規範、および実践の体系を指す。文化は、言語、宗教と信仰、家族構造、ライフサイクル段階、祭典儀式、慣習および健康と病気の理解、だけでなく、道徳的、政治的、経済的、法的制度までも包合する。文化は時間とともにたえず変化を受ける、開かれた力動的な体系である。今日の世界においては、ほとんどの人や集団が多様な文化的状況にさらされており、自分自身の同一性を形成することに用いたり経験を意味づけたりしている」(American Psychiatric Association, 2022、翻訳書八三八–八三九頁)と記載されている。特筆すべきは「このような特徴があるので、固定した文化的特性の観点から、文化的情報を固定した文化傾向によって一般化しすぎたり、各集団を決まった型に決めつけたりしないことが重要である」(American Psychiatric Association, 2022、翻訳書八三九頁)とある点である。自分と違う属性をもっている(ように見える)人に対して、知らず知らずのうちに手近な知識や感覚をもとに一般化してしまう可能性が指摘されているといえる。また精神医学や臨床心理学は西洋の白人中流階級の文化を起源として、理論や実践が積み重ねられてきたことを忘れてはいけない。

第1章で登場したエミール・クレペリンは近代精神医学の父と称されるが、彼が二〇世紀初頭にインドネシアのジャワ島へフィールドワークに赴いたことがきっかけとなり、精神医学の中でも文化への関心が高まっていった。彼はマレー族の精神病理の調査の中で「ラター」(*latah*)や「アモク」(*amok*)という「精神障害」を見つけた。ラターは「不意の刺戟によって引き起こされる汚言、模倣反復、命令自動などの特異な反応」のことを指し、アモクとは「過度の経済的圧迫や他者の期待に対する重圧感による抑圧から生じる意識障害下での暴力や無差別殺人を伴った興奮状態」である(池田・奥野、二〇〇七)。クレペリンはこれらが西洋で共有されてきた診断概念と似ている、つまりラターはヒステリー、アモクは緊張病に相当するものであると考えた。ただし、それらが西洋と異なる現れかたをするのは、彼らの「人種的で先天的な未発達さ」によって「脳の反応様式が異なっている」と考えたのである。こうした考えは、その後西洋中心主義的な考えかたであるとして批判を浴びることになった。

ここに表れているのは、カテゴリー錯誤（category fallacy）と呼ばれるバイアスである。みずからの文化圏での診断カテゴリーを他の文化圏の現象にあてはめ、解釈を行うことである。そもそも、ラターは現地では病気とも見なされておらず、地域医療を含め治療を求めるようなものでもないが、自分と異なる文化をもっている人に珍しい現象が見えるとそれが病気に見えてしまったり、珍しくないと思ったとしても違いに理由をつけたくなる。ある文化に限定的に見られるために、その文化が発症に関係していると見られている精神障害のことを精神科医パウ・メン・ヤップが一九六七年に〝**culture-bound syndrome**〟（文化結合症候群／文化依存症候群：ＣＢＳ）と名づけ、ＤＳＭ－Ⅳには **culture-bound syndrome** が巻末にリスト化されるに至った。

池田・奥野（二〇〇七）のまとめを見ると、中国南部や東南アジア、漢民族のコロ（*koro*）は、「ペニスが委縮するという恐怖反応」で、「『陽気』の衰退による死という心気妄想に由来する不安抑うつ状態」であるといわれている。また、ウィンディゴ（*windigo*）は北アメリカの先住民にある「凍り付いた森の中で長時間単独で狩猟しても収穫をあげることができない時などに生じる食人への強迫願望」だし、アイヌには「蛇への潜在的恐怖などから不意の刺戟によって引き起こされる錯乱状態や被暗示性の行動」を指すイム（*imu*）が報告されていた。たくさんあるものだとリストの一角に目をやると、*Taijin kyofusho* というのがあって驚く。日本で森田正馬が二〇世紀初頭に概念化した「対人恐怖症」がリストの一部に挙げられているのだ。海外では人からネガティブな評価を受けることに対する不安が社交不安の主流であると考えられてきたため、自分が人に迷惑をかけることに対する不安である対人恐怖症は、自己と他者の方向性が異なっている。この訴えが日本をはじめ東アジア諸国に特化して報告されたため文化結合症候群とされたが、その後南アフリカ生まれのアメリカ人患者に同じ症状が報告されたり、アメリカの一般サンプルでも同様の現象が見られることが明らかになった（佐々木、二〇一六b）。臨床的には、どの文化にどのような症状が多く見られるのかよりも、その症状があることで苦痛が生じるのは文化のどのような側面によるのかを知るほうが有益のはずである。

異文化からの人を理解する力

西洋医学はどのように文化と遭遇して理解の仕方を深めてきたのか、多文化精神医学にくわしい阿部・長澤（二〇一八）などを見てみると、第二次世界大戦が終わり、公民権運動、アフリカの国々の独立や女性運動などを背景に多文化化が進んでいったなか、エリック・ウィットカウアーとシュン・リン（Wittkower & Rin, 1965）が〝transcultural psychiatry〟（多文化間精神医学）を提唱した。これは、「西洋的な診断の異文化への適用から脱却」することや「文化相対主義や急激な文化変容による精神的現象」にフォーカスするものである点で画期的であったといえる。

日本と比べると、北米では早くから多文化が共存することによる問題が顕在化しており、カウンセリングのありかたにも影響を与えてきた。一九九一年のソビエト連邦の崩壊はまた異なったメンタルヘルスの問題を生んだ。グローバリゼーションが盛んになり、移民や難民のメンタルヘルス問題が注目されるようになると、異文化からきたクライエントを理解できるかどうかが大きな問題となった。多文化主義とは、精神力動主義、行動主義、人間中心主義についで、カウンセリングにおける第四の流れとされる（Pedersen, 1990）。

文化的なマイノリティは白人中流階級の主流派から見れば、病気、逸脱、劣勢といった観点でとらえられがちであったため、一九八〇年代には学会が動きはじめた。相手の文化を理解し対処する能力はcultural competencyと呼ばれ、文化的敏感性、文化的調整、文化的ケアなどの用語と近い意味合いで使われている（田中・荒木田、二〇一九）。デラルド・スー他（Sue et al., 1992）が提示し、アメリカカウンセリング学会が認めた、多文化問題を扱うためのカウンセリング能力（multicultural competencies）は三一を数える。「自分の文化的価値観とバイアスに対する気づき」「文化的に異なるクライエントの世界観についての理解」「文化に適した介入方針」という三つの要素に対して、それぞれ態度・信念面、知識面、スキル面についての言及がなされている（葛西、二〇〇八）。

たとえば、「自分の文化的価値観とバイアスに対する気づき」の態度・信念面では、「文化的に能力のあるカウンセラーは、自分の文化的背景と経験が、どのように心理的プロセスにかかわる態度、価値観、バイアスに影響を及ぼしてきたか気づいている」、知識面では「文化的に能力のあるカウンセラーは、自分自身の人種的、文化的伝統について一定の知識をもち、その知識が正常・異常、カウンセリングの過程についての理解、バイアスに対して、個人的および専門家としてどのように影響するかを知っている」、スキル面では「文化的に能力のあるカウンセラーは、自分と文化が異なる人びとを相手に仕事をする上での理解と有効性を高めるために、教育、コンサルテーションと訓練体験を求める。自分の能力の短所を認識し、①コンサルテーションを求める、②さらなる訓練や教育を求める、③より適切な人、機関にリファーする、④これらをあわせたものを行う」とある（葛西、二〇〇八）。これは、カウンセリングの過程に影響を与えかねないみずからの文化的背景を振り返り、相手の文化的な背景についての知識を蓄積することで十分に理解できるようにし、それを実践に活かすという理念が表現されているといえるだろう。

精神科領域での cultural competency を紹介したロバート・コーンとロナルド・ウィントロブ（二〇〇八）を見ても、文化を理解し対処する能力には、「①文化的感受性、②文化に対する知識、③文化的共感性、④文化に適切な関係や関わり合い、⑤文化に即したガイダンス」の五つの要素があるが、ここにも、「気づくこと」「知ること」「行うこと」という三つの要素が現れている。こうして一九九〇年代には北米の学会の倫理コードで、多様性の理解と尊重が心理職の重要な職能であることが表現されるに至っている。

文化的背景の理解

こころのやまいの文化的背景を理解するにあたって、文化集団の中で生じているという認識、文化内での表現、文化内での解釈、という三つの要素が重要であり、苦痛の文化的概念（cultural concept of distress）と呼ばれている（American Psychiatric Association, 2013）。三つを順に見ていこう。

一つ目として、ある文化的集団や共同体などに同時発生的に生じており、その地域に密着したものであると認識されている症状や属性は文化症候群（cultural syndrome）と呼ばれる。現在は文化結合症候群の想定ではなく、すなわちある文化にのみ現れるわけではなく、どの症状であっても、いずれの文化でも起こりうるものであると考えられている。そのため、文化症候群とは、たとえば日本文化や東アジア文化圏でのみで現れるという限定が必要なのではなく、当該の文化の中でその症状や属性が生起している、という事実がその文化で共通認識となっていればよい。たとえば、海外でも *hikikomori* という現象は存在している（Hamasaki et al., 2022）というが、現在日本では「引きこもり」という状態にいる人は数百万人と繰り返し報じられるなど、日本文化の中で見られることはすでに共通認識となっているため、これは文化症候群と見なすことができる。

次に文化内での表現として、苦悩の慣用表現（苦悩のイディオム：idiom of distress; Nichter, 1981）は、「文化的にパターン化された苦悩の表出表現」（池田・奥野、二〇〇七）である。たとえば、日本において、「最近、ほんとにうつでさー」などと世間話や雑談で言う場合、仕事や勉強がうまくいかないことによる気分の落ち込みなどの不適応や、そのつらさを表現するために「うつ」という言葉を使用しているのであり（樽味、二〇〇五など）、自分が精神障害とか、ましてやＤＳＭのうつ病であると思っていない人が大多数であろう。うつの尺度を実施したとしても何らかの高得点は出てくる（ある程度の疲れがあれば得点は高まる尺度もある）ため、苦悩の一つの表現として「うつ」と言っていることを専門家が理解せず、うつの検査を行って軽いうつ「病」であるとフィードバックしてしまうと、当人の認識としてもたんなる苦悩ではなく病気であると変化することになるかもしれない。

あるいは、周囲にこころの内の苦痛や苦悩を語るよりも、倦怠感、脱力感、肩こり、不眠など身体に関する現象を口にすることは、苦悩の表現として容易であるので使われやすい。しかし、身体症状が心配になるとそのことばかりが気にかかり（選択的注意）、自分は病気ではないかと心配になることもある。こうしたことは感覚と注意が織りなす正常な心の反応であるが、医療者が「苦悩の慣用表現」として身体症状が語られていることを見抜けずに、正確な診断を求めて侵襲的で過剰な精密検査を行うと、本人も「やはり重要な病気なのだ」と強く感じることからさらに身体への意識が増し、より多くの身体症状が訴えられることになる（Kirmayer, 1997）。身体症状が苦悩の慣用表現である可能性を押さえておかないと、本来医療の対象ではない人まで患者にしてしまう可能性がある（Kirmayer & Weiss, 1997）。

三つ目の文化内での解釈とは、その文化で共有されているその現象や苦痛の原因や意味についてである。たとえば、アタケ・デ・ネルヴィオス（「神経の発作」の意）というアメリカのラテンアメリカ系移民に見られる現象は、震え、胸部の熱感や圧迫感、手足が動かせない、意識の喪失、攻撃的態度など、一見激しい自律神経系の興奮やヒステリーにさえ見える症状群であるが、家族関係、住居、家計の問題が原因であると考えられている。そして、ストレスによる怒りや動揺などを表現し周囲からの助けを得るための方法であると解釈されており、治療の対象とは考えられていないという（ヘルマン、二〇一八；De La Cancela et al., 1986）。このように、それぞれの文化で共有されている原因や意味によっては、西洋医学的な治療を求める場合からシャーマンによる悪魔祓いを求める場合、はたまた治療は必要でないという判断まで、苦痛に対する対処法や援助要請のありかたに影響を及ぼす。

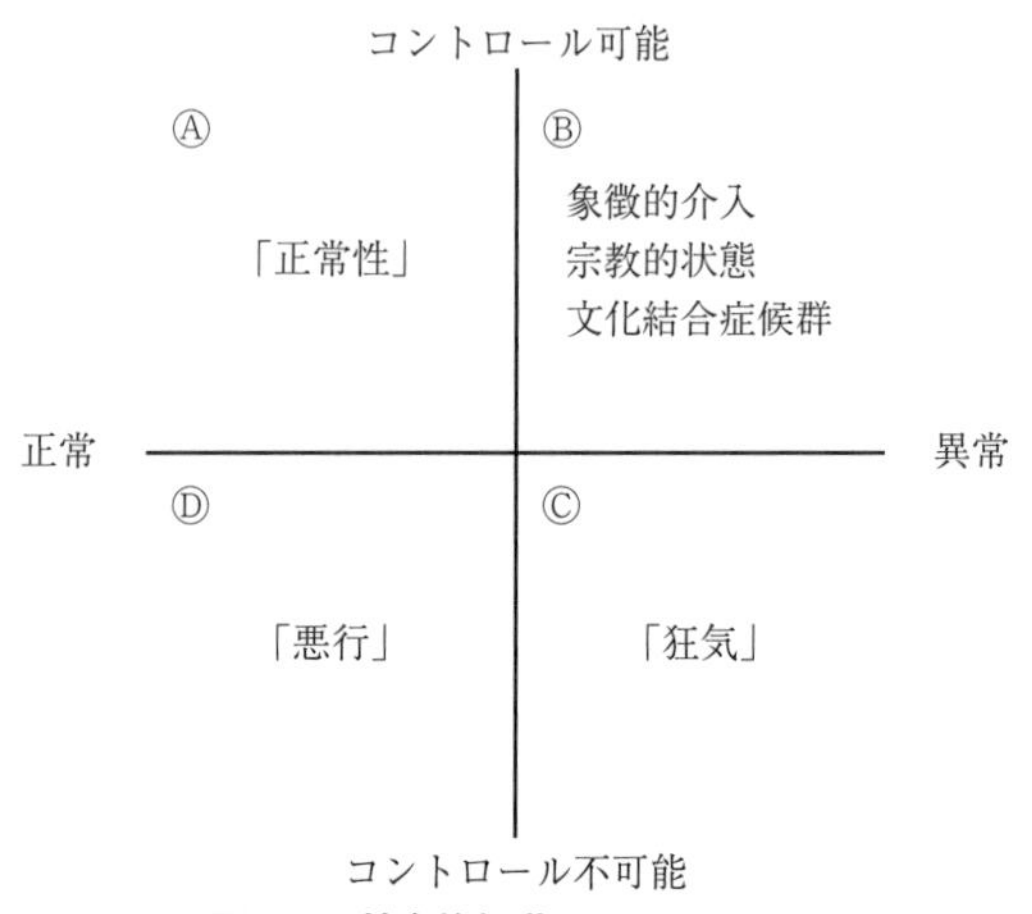

図 6-1　社会的行動のスペクトラム

（出典）　ヘルマン（2018）。

この解釈にはそれぞれの文化で何を「正常」とするか、あるいは何を「異常」とするかが反映されている。セシル・ヘルマン（二〇一八）は「着衣・髪型・身体装飾・臭い・衛生状態・姿勢・態度・動作・感情・表情・声調・言語の使用」などを含む社会的な行動について、「正常－異常」と見なされているかどうか、「コントロール可能－不可能」と見なされているかどうか、という二つの軸の組み合わせから解説している（図6－1）。まず、コントロール可能な正常は、「正常性」と見なされる。次に、コントロール可能な異常とは、コントロールされた状況でのみ許される異常であり、象徴的介入、宗教的状態、文化結合症候群が挙げられている。たとえば、ペンテコステ派教会における宗教実践である「異言の賜物」（*glossolalia*）とは、アメリカで二〇〇万人の実践者がいるとされる一種の解離やトランス状態のことであるが、超自然的な力がもたらされ、聖なる言葉が人を介して語られる。一見すると精神病に見えるが、宗教的な活動の時間や文脈にのみ生じるため、コントロール可能な異常であると考えることができる。同じくシャーマンに関しても信仰に基づいて決まった儀礼を行っているためこの部類に入るだろう。しかし、その文化を共有しない人にとっては、変わったことがいつまで続くかわからないのでコントロール不可能で異常、つまり「狂気」にしか見えないかもしれない。アフリカの四つの民族を調べたロバート・エドガートン（Edgerton, 1977）の研究によると、全裸で徘徊すること、暴力的な行為、意味不明な話、などの原因や目的がわからない場合、それらを「狂気」と判断することが明らかになった。一見異常な行動の理由や目的がわからないと、コントロール不可能であると見なされ「狂気」であると判断される。

それに対して、コントロール不可能な正常は「悪行」と見なされる。たとえば、犯罪行為は個人が行動をコントロールができなかったことによって現れてくるが、法があるところにはそれを破る人たちが必ずいることが社会において共有されているため、正常のほうにカテゴライズされる。しかし、この「正常」には、自分の「悪行」に対する責任を認識して行動を修正しようとするところまでが想定されているため、その責任を認識できないのであれば、異常でコントロール不可能と見なされる。つまり「狂気」として精神病的な治療の対象となるだろう。

これらのことをさらにわかりやすく理解するには、「説明モデル」（explanatory model）の考えかたが有用である。第3章で紹介した生物学的研究が発展した背景には、精神分析の台頭への反動もあったとされる。精神分析は患者の主観的な体験をクローズアップする反面、その発言を治療者が最終的には解釈するという構造で行われるため、患者の体験そのものからは外れてしまう（北中、二〇一六b）。

もう一つの反動として、患者の生の声を求める医療人類学が一九八〇年代に大きく発展を遂げ、医療者側の理解の仕方である生物医学的な疾患（disease）と、患者自身が体験している病気の主観的なとらえかたである病い（illness）を対比させ、慢性的な病気における患者の世界観である「病いの語り」の重要性が強調された（クラインマン、一九九六）。

近代医学は生物学的な異常によって病気が生じていると考え、そのメカニズムの答えは唯一のものであると考えられているのに対し、説明モデルは唯一の答えを求めていない。説明モデルは「病因論」「症状の始まりとその様態」「病態生理」「病気の経過」「治療法」にまつわる内的で主観的な世界観である――悩みの始まりや原因は何か？病気になってこれまでと違っていることは何か？どのくらい重いのか？どのようなことが一番気がかりなのか？どのような治療を受けて、どのようになりたいのか？といった観点から、患者と治療者それぞれの世界観を描き出すことができる（クラインマン、一九九二）。そして、治療関係の向上には治療者がもつ説明モデルと患者のもつ説明モデルの「すり合わせ」が期待されている（斎藤、二〇一六）。たとえば、同じうつ病であっても、会社での心労がたたってうつになってしまったと思っている人と、セロトニンの欠乏によってうつになったという世界観をもつ人では、当初に求める治療が異なるだろうし、治療者としてかける言葉も違ってくる。何らかのバイオサイコソーシャルモデル的相互作用からやまいが発生・維持されている現実は踏まえつつも、やまいにまつわる患者個人の世界観に着目することが重要である。さらに、ある文化グループを対象とする際は、その文化である程度共有されているであろう説明モデルを想定し、提供しようとする治療とのすり合わせをすることになるだろう。

身近な説明モデルの食い違いを挙げるとすれば、検査結果から問題なしと考えている治療者と、それでも困っていると主張する患者との関係である。たしかに客観的にカットオフポイント上は異常がないが、主観的な病いが本人を苦しめる。こうした状況は「疾病なき病い」(illness without disease) と呼ばれるが、説明モデルを念頭に置きながら面接を深めていくことができる。つまり苦悩はどのような原因によって生じていて、どのような点に影響を及ぼしており、それをどのような状態にしていきたいのか、そしていまのところどのように対処しているのか、そして最も避けたい結末とは何なのか、それを避けるために何をしていけばいいのか。こうしたことは心理面接の基本ではあるが、より個別の主観的世界観を知る方法である説明モデルのそれぞれの要素を念頭に置くとイメージがしやすい。逆に検査結果でしか異常が現れておらず本人がとくに問題と考えていない場合は「病いなき疾病」(disease without illness) と呼ばれ、本人が苦悩や病いを抱いていないが客観的には疾患が存在するような状態である。以上のように、異文化に触れることで拡張されてきた相手を理解する方法は、苦悩をより繊細に眺める視点を加えてくれる。

同じ文化圏にいる人にとっての「異文化」

ヘルマン(二〇一八)には、近年のイギリスでの「文化結合症候群」が紹介されている。「攻撃的な行動、もしくは『激怒』症候群」にはドライバーたちの喧嘩である「ドライバー激怒症」、「機内暴力」「ショッピングカート激怒症」が挙げられており、「反復する暴力的な行動の症候群」には「連続殺人」「幼児虐待」「老人虐待」「いじめ」「被虐待女性症候群」が、「中毒もしくは依存症候群」としては「仕事依存症」「買い物依存症」「チョコレート依存症」……。ここまで見てくると、ある「病い」をもつかもたないかという観点においての健常か異常かという点はスペクトラム上のことで、かなり相対的なものであること、そして「病い」とははじめはある集団で共有されていた文化症候群であるという印象が強まる。

これらの文化結合症候群の例は、同じ文化圏内にいる人たちに共有されているものであるが、同じ文化圏の中にいたとしても全員が同じ文化をもっているわけではない。本章冒頭の例はクリニックに来た人が外国人だったからこそ、自然と相手の背景文化を意識したのかもしれない。しかし、ここで疑問が浮かんでくる——はたして、日本人同士でカウンセリングする場合、相手の文化を意識することは本当に必要ないのだろうか？　文化とはまるで雲を見ているかのように、自分から明らかに遠くにあるものは「まとまり」として見えるが、近すぎると見えなくなる。自分が何に取り囲まれているのかすら忘れてしまう。同じ日本人の中でも、スポーツが得意だったり、勉強が得意だったり、上品だったり、一見元気がよすぎたりなど、家族や集合体の中に文化の規定要素である「世代を超えて学習され伝達される知識、概念、規範、および実践の体系」があるし、「言語」「家族構造、ライフサイクル段階」「慣習」が共有されている。これらは立派な文化集団であり、それなりの文化的アイデンティティを形成していると見ることはできないだろうか。そして、文化という見方が付与されることによって、相手への理解と配慮、そして相手を前にした自分の振る舞いに自覚的になれるという側面が備わるのではないだろうか。青木（二〇一二b）は、人の考えかたや感じかたのことを「文化」と呼び、神経発達症をもつ人ともたない人がお互いを理解することについて、異なった文化の中に身を置いて感じ考え、その文化を理解しようとする姿勢が重要であると述べている。

一つの文化圏の中であっても、見過ごされてしまう文化はあるだろう。たとえば主流派の文化を押しつけられて困る人も出てくる。神経発達症をもつ人への支援で名高いキャロル・グレイ（二〇〇六）の著書に寄せて、その翻訳をした服巻智子は次のように回想している。「数年前、デンマークで行われた自閉症の学会で、ソーシャルストーリーズ™の開発者であるキャロル・グレイは、そのほかの世界的に高名な自閉症研究の権威者たちとともに招かれていました。そのときの講演で、キャロルは、『自閉症スペクトラム障害（以下、ＡＳＤと表記）の人たちの特性の1つを〝相手の気持ちがわからない特性をもっている〟と説明されますが、私たち定型発達のものだって、ＡＳＤの人たちの気持ちがわからない特性をもっていると言えます。お互いに〝お互いの気持ちがわかりにくい〟というハンディを負っているわけです。ですから、私たち双方ともに、同じ地球上に生きる人類として、やっぱり社会的な立場は対等であると言えるのです』といういつもの彼女の主張を話したのだそうです」。ここには主流派がもつ「相手の気持ちがわかるというのはこういうこと」という物差しを使って他文化の人のコミュニケーションを評価しようとしている、つまりカテゴリー錯誤に類似した現象が生じている。

また、〝Neurotypical Disorder〟という新種のやまいをご記憶のかたもおられるかもしれない。千住（二〇一四）を頼りにそれを記述してみる。一つ目は「社会的に独立することの困難さ」。他者の感情を感じたり、「他者との過剰な接触を求める」とか「みんなで遊ぶことにこだわる」ので、「1人遊びができなかったりする」。二つ目は「コミュニケーションや創造性における困難さ」。他者とコミュニケーションする際に、会話で情報を伝える以外のこと、たとえば「視線や表情、しぐさなどを多用する」傾向がある。また「感情に合わせて不必要に声の調子を変えたり、逆に声の調子を必要以上にコントロールしようとする傾向」や、「嬉しくないプレゼントをもらった時に『ありがとう』と言ったり」など、「言葉を意味の通り、正しく使うことができない傾向も見られ」、「嘘を使うのも、大きな特徴の一つ」である。最後の一つは、「幅の狭い活動や興味」で、「手をひらひらさせたり、体を回転させたりなどの『常同行動』の必要性を理解すること」や「物事の細部に気付くこと」ができない、あるいは「特に機能性のないものへのこだわり」を見せることもあるようだ。じつに九八%の人がそれにあてはまるとされるこの病気は、もうおわかりのように、これは「定型発達症候群」、つまりいわゆる定型発達者の人のことを記述したものである。

同じ文化圏にいる人にとっての「異文化適応」

自閉スペクトラム症者はいわゆる定型発達の人に対して共感しづらい反面、同じ自閉スペクトラム症者には共感を示すといわれている（Komeda et al., 2015）。特定の精神障害の自助グループにはお互いに共鳴し合える間柄がある。こうした事実はこころのやまいをもつ人たちそれぞれに独自の緩やかな文化が存在していることを浮き彫りにする。残念なことに、この人たちが精神科や相談機関に訪れることはまれなことではない。その際、もともとある種の主流文化に属していたという自己認識がある

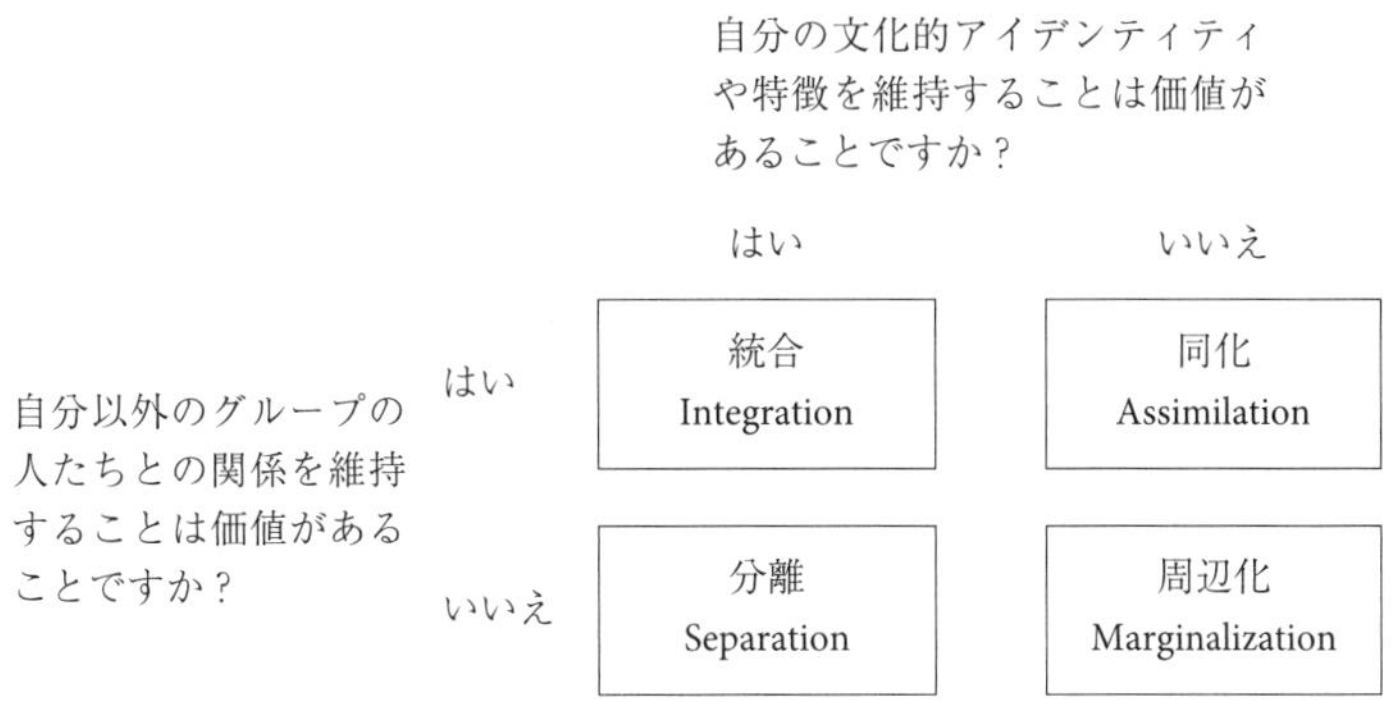

自分の文化的アイデンティティや特徴を維持することは価値があることですか？

		はい	いいえ
自分以外のグループの人たちとの関係を維持することは価値があることですか？	はい	統合 Integration	同化 Assimilation
	いいえ	分離 Separation	周辺化 Marginalization

図 6-2　文化変容の 4 タイプ

（出典）　Berry et al.（1989）。

場合はそこへ帰っていく方向性がスムーズかもしれない。しかし、相談者が主流文化に属していない場合でも、治療の展開が「主流文化への異文化適応」を促す流れになりがちかもしれないことには、留意すべきであろう。つまり、治療者がむやみに主流文化に適応するように促すのではなく、クライエントが主流文化に対してどのような立ち位置をもちたいのかについて、敏感に察する必要があると思う。

ジョン・ベリー他（Berry et al., 1989）は、他の文化と接触した際のその文化を受容する態度を次の二つの軸の組み合わせで表現した。まず自分の文化的アイデンティティと特徴を維持することに価値を置いている場合、他の文化の人たちとの関係を維持することに価値を置く群は統合（Integration）と呼ばれるのに対し、他の文化の人たちとの関係を維持することに価値を置かない群は分離（Separation）と呼ばれる。そして、自分の文化的アイデンティティと特徴を維持することに価値を置かない場合、他の文化の人たちとの関係性を維持することに価値を置くのは同化（Assimilation）、両方に価値を置かないのは周辺化（Marginalization）と分類される（図6－2）。

第2章の「自分の職場でのコミュニケーションを何とかしたい、改善したい」という神経発達症の男性を題材にしてみよう。同じ会社のまわりの人とコミュニケーションがうまくもてず苦痛を感じてセラピーを求めている。これから会社のまわりの雰囲気とどのように適応するかはこの人のニーズ次第である。ベリー他の理論を援用すると四つの方向性がありうる。会社の人たち、つまり自分以外のグループの人たちとの関係を維持することに価値を置いている場合、統合と同化という二つの態度がありうる。「同化」をしたい、すなわち自分の文化や特徴はさておいてまわりの人と関係を維持しようとするならば、「普通」の人がもっているとされるスキルや効果的といわれている方法を練習する方向性をより好むかもしれない。心理学的方法は「多数派にとっての正解」を教える雰囲気があるので、これが正解であるという安心感を生む反面、習得がスムーズにいかない場合は自分が普通ではないと否定されているように感じることもある。それに対し、「統合」を求める場合は、自分らしくないアサーティブな物言いが期待されるとか、自分らしさと方向性が異なるスキルをそのまま取り入れることには抵抗が表れるかもしれない。統合を目指している人に治療者が同化を強いるなら、その人らしさを無視しているように映るだろうし、同化を目指している人に統合を唱えるなら、「自分らしさ」という重要な点に目を向けてはくれているが、「『普通』にならないといけない」というクライエントなりの切迫感を理解していないように見えるかもしれない。「その人が自分らしさを発揮しながら生きることができるように支援する」、というのは一見ヒューマニスティックで理想的に思えるが、「『自分らしさ』みたいなことにこだわりたくない」とか「『自分らしさ』みたいな大事なことを（いまは、あるいはこの人には）話したくない」というのも、クライエントなりの密かな自分らしさの一つではある。

また、会社の人たちとの関係を維持することに価値を置いておらず、自分らしさを維持することに興味がある場合は「分離」となる。当初は職場内のコミュニケーションの改善が必要だと思って来談したが、振り返ってみるとそこに価値を求めていない自分に気づいたのだろう。会社内外の状況でできる自分らしさの発揮や、とくに社内の人間関係を求めない生きかたの模索などの方向性がありうるかもしれない。しかしそれがその人にとって有益なことかは十分に吟味する必要がある。そして、自分らしさも人づき合いもとくに興味がない「周辺化」の場合は、生活の糧を得るためにあたりさわりなく会社で生きていくための方向を探ることになるかもしれない。このように、会社の人たちとの関係を維持することに価値を置いていないことを尊重するならば、主流から外れる形になりかねないので、それが当人にとって不利益にならないかは支援者としては注意をする必要があるだろう。

四つの「なぜ」

Cl.：気分が落ち込んでしまうんです。なんだかつらいんです。

（Th.：思い返せば、こんな主訴をもったクライエントを何人見たことだろう。性別も、住んでいる地域も、世代も、ライフイベントもそれぞれ違うのに、なぜ同じような主訴をもつのだろう？　何世紀も前から気分の落ち込みがあるというけど、どうして人間は落ち込むようになったのかな？）

なぜ気分が落ち込んでしまうのだろうか?という問いへの答えは、これまでの章を振り返るとさまざまに思いつくことだろう。たとえば、甲状腺機能が低下しているから（生物的）、系統的な認知バイアスが始動したから（心理的）、現在失業中だから（社会的）といった要素の相互作用を思いつくかもしれない。しかし、これらは「なぜ」ではあるが、その答えは「how」、つまりどのようにして気分が落ち込んだか、という説明にしかなっていない。つまり「なぜ人間という存在は気分が落ち込むのだろうか?」という根源的な「why」の問いの前には、先の答えは人間の一面しかとらえていない印象が否めない。心理学は「how?」と問われると答えを出せるが、じつは「why?」と問われるとかなり弱い。

「なぜ」にはいろいろある。ノーベル賞を受賞した動物行動学者ニコ・ティンバーゲン（Tinbergen, 1963）は人間行動の原因や機能について、四つの「なぜ」があると唱えた。「①その行動が引き起こされている直接の要因は何だろうか」（至近要因）、「②その行動は、どんな機能があるから進化したのだろうか」（究極要因）、「③その行動は、動物の個体の一生の間に、どのような発達をたどって完成されるのだろうか」（発達要因）、「④その行動は、その動物の進化の過程で、その祖先型からどのような道筋をたどって出現してきたのだろうか」（系統進化要因）の四つである（長谷川、二〇〇二）。これらのうち、先の問いへの答えは至近要因にあたるだろう。③は落ち込み行動がどのように発達的に成立するのかを考えることになるし、④はヒト以外の別種でも落ち込みが見られるのか、神経基盤の進化についての問いへの答えとなるだろう。②の究極要因がこの章で以降に扱う進化的な問いであり、落ち込みという本人にとってはやっかいな状態がなぜ残ってきているのかを問うものである。

進化と適応課題

第3章で触れたようにこころのやまいには生物学的基盤があり、Cl.は人である前にヒトという哺乳類の種でもある。第1章のクロマニヨン人よりもずっと前に膨大な時間の流れがあり、その中で人類は生まれ育ってきた。ビッグバンが生じて宇宙空間ができ、三八億年前頃から海に生命が誕生し、いよいよ二五〇〇万年ほど前に類人猿が出現し、ようやく三〇〇万年前頃には人類が誕生するという系統発生の流れがあった。

生きるということは命をつないでいくという側面を無視できない。他の動物と同様、外敵から身を護ること、病気を回避すること、配偶者を見つけ、関係を維持すること、子どもを育てること、仲間と協力関係を結ぶこと、地位を築くこと、など、人類が体験してきた「適応課題」を解決できるような遺伝子が自然淘汰（natural selection）の中で生き残り、こころが形づくられることとなった（Neuberg et al., 2010）。

この時間と生存の事実を目のあたりにすると、「強いもの」が勝ち残っているという印象を抱くがそうではない。長谷川・長谷川（二〇〇〇）やランドルフ・ネシーとジョージ・ウィリアムズ（二〇〇一）は進化にまつわりがちな誤解をまとめている。たとえば、進化の結果として残ってきているものが、必ずしも「適応的」とか「健康的」であるということではない。つまり、進化とは「進歩」ではない。そのため、やまいを進化的に考えるとしても、やまいが「適応」であったと考えてはならない。

「病気を適応として見る」（Viewing Diseases As Adaptations: VDAA; ネシー、二〇二一）のではなく、病気への脆弱性となることであっても自然淘汰されてこなかった理由を考えるのが、アメリカの精神科医ネシーによって創始された、「why?」を問う進化精神医学である。

身体の病気を含め、なぜ生き残ってきた遺伝子が進化によって「強い」心身ではなく、「弱さ」が残ってきているのか、その考えかたを提示しよう。ネシー（二〇二一）は、自然淘汰を経ているのにもかかわらず脆弱性が残っている理由について論じている。たとえば、近代になってから豊富な食べ物や薬品も入手が用意になり、健康で成長が速まった一方、ホルモンや夜間の光への曝露ががんになるリスクを高めてしまう、という太古の環境と現代の人間とのミスマッチがある。現代には便利な抗生物質が存在するが、細菌に対して抗生物質を投与すると一時的に健康は保てる一方、抗生物質を過剰に投与すると耐性のある株が選択されていき、防御策を進化によって身につける必要が出てくる。また、こうした進化で得られた身体であっても、どのような進化も可能であるわけではなく、物理的な制約は免れることができないうえ、突然変異も不可避であるため、これまであった形質に別の形質が加わっていく。このようなプロセスによって必ずしも完全ではない脳の構造がそのまま残ってしまう。また得られている形質にしても、たとえば痛みの感覚が弱ければけがにつながったり、ストレス感受性が小さければ危険に対してより無防備になる、というよし悪しのトレードオフ関係があり、中庸な形質が残っていく。

このような遺伝、進化、環境の複雑な相互作用があるうえで、先述のように健康に暮らせていたら遺伝子が残せるわけではなく、あくまで遺伝子が残せるかが自然淘汰で優先されていることに留意したい。たとえば男性ホルモンであるテストステロンは競争をさせるのに有効であり、繁殖可能性を高めることにつながる反面、組織や免疫にとってはダメージとなる。繁殖可能性は高めるが、思春期以降では男性の死亡率は女性の三倍になるという調査もあるほどだ。こうした危険性はあるものの、結果としてテストステロンの高い個体が競争をして生き残ってきたので、末裔である私たちもテストステロンに動かされて競争に駆り立てられてしまうのだ。

こころのやまいと進化

このように生理と行動が自然淘汰を受けて形成されてきたが、ストレス反応系（stress response system）は人間を変わりゆく環境の中で生存させるのに必須の働きである。六億年にさかのぼる生命の起源をたどっていくと、原始的な生命は「休息」と「活動」をしており、その生化学的な経路はエネルギーを使うか（異化：catabolic）、エネルギーを貯蔵したり組織を修復するか（同化：anabolic）という二種類であったという（Nesse et al., 2016）。これは第3章で見たように、交感神経系と副交感神経系に相当する。ストレス反応系の要であるＨＰＡ軸に関連深い副腎皮質ホルモンはすべての脊椎動物でつくられており、それとよく似たペプチド配列は両生類、爬虫類、昆虫、軟体動物などにも見られることから、ＨＰＡ軸によって可能となる素早い反応が種を超えて生き残るための重要な仕組みであるといわれている。たとえば、こうした即時的な反応を可能にするのは、交感神経系と副腎髄質からエピネフリンが放出されることによる。

交感神経系は覚醒をもたらすが、これは脅威を感じたりよい機会を得たりする状況で重要な働きをもっている。つまり、ストレス反応系によって危険から効果的に身を守ることができるし、予期しないエキサイティングな報酬や、地位を向上させるような機会を逃さないようにでき、潜在的な性的パートナーを得る可能性も高まることをネシー他（Nesse et al., 2016）は論じている。ストレス反応系は環境への適応を促すと同時に、長期的なデメリットとメリットのトレードオフ関係にある。たとえば、先のようなメリットのあるストレス反応系が活性化すると、その分ストレスによる肥満などのコストがかかる可能性もある。ストレス反応系が活性化しづらい人はストレス関連疾患の可能性が低くなるのはよいようにも見えるが、好機を逃してしまうというデメリットが生じる可能性も出てくるとされる。

また、ストレス反応系はエネルギーを消費するとともに、他の適応行動の阻害をしたり、組織にダメージを与えたりするというコストとも隣り合わせであるのに、小さな脅威に対してもストレス反応が生じることが知られている。なぜ自然淘汰は小さな脅威にはストレス反応が生じないようにストレス反応系をデザインしなかったのだろうか？　ネシーはこの仕組みを「煙探知機の原理」という見事なたとえで説明している。本当の火事以外でアラームが鳴るとたしかにコストには見えるが、小さな煙は必ずしも火事が起きないことを示しているわけではない。小さな煙に対してアラームが鳴るからこそ、早期に火事を防ぐことができるのだ。すなわち、小さな脅威へストレス反応が表れるコストと比べて、大きな脅威へストレス反応が生じないコストのほうが大きいことから、通常の脅威に対しては誤報が生じてしまう自然淘汰のデザインになっているのだ（Nesse et al., 2016）。

表 6-1　不安症の起きる状況や危険性

不安症	状況・危険
小動物恐怖症	動物による危害の可能性
高所恐怖症	転落による怪我
パニック発作	捕食者や人間による攻撃
広場恐怖症	捕食者や人間による攻撃
社交不安症	社会的地位の喪失
心気症	病気
魅力の欠如への恐怖	社会的拒絶
針への恐怖，失神する恐怖	怪我，失血

（出典）　ネシー（2021）より作成。

ストレス反応系と同様、不安症も煙探知機の原理から、危険から身を護るための正常な防御反応と考えることができる。このことは精神障害の日本語名にも反映されるに至った。DSM－5の日本語版からanxiety disorderは「不安障害」から「不安症」となったが、「anxiety disorder（mental disorder）のdisorderという英語は、order（正）がdis（はずれた）という言葉であり、『正』に『やまいだれ（疒）』を組み合わせた『症（disorder）』という文字を字義どおりに、逐語訳的にあてるほうが、『障害（disability, handicap, impairment）』という訳をあてるより、適切と考えます」（清水他、二〇一四）という専門家による合議は記憶に新しい。DSM－5－TRには「分離不安症」「場面緘黙」「限局性恐怖症」「社交不安症」「パニック症」「広場恐怖症」「全般不安症」「物質・医薬品誘発性不安症」「他の医学的状態による不安症」などの不安症が存在しているが、薬物や他の疾患によって誘発されるものを除けば、何の危険を防御するためのものかを考えるのが本質に迫るために重要である。高名な心理学者であるアイザック・マークスとの議論の中から、ネシーは不安症の種類とその危険性の関連性について、表6－1のように考察していて参考になる（Marks & Nesse, 1994）。

ここまで自然淘汰によって不安症がデザインされた可能性を論じてきたが、不安の有用性を感じさせてくれるのが、ハイポフォビア（hypophobia）の存在であろう。これは不安が欠如していることを指しており、「実験的な新型の飛行機の上や、クリエイティブな挑戦の場、戦争の前線、政治活動の現場」「刑務所や病院、失業者の列、破産関連の裁判、死体安置所」などに現れるという（ネシー、二〇二一）。不安がないことは、活発な目的達成行動を行うのに適しているかもしれないが、危険性を察知することが難しくなるので、生存可能性とはトレードオフになるというデメリットが伴う。先述のように自然淘汰は形質の中庸を選ぶことが多いとされるが、これは両極端にはリスクが伴うことを物語っている。

防御反応という点で興味深いのは、ＰＴＳＤを発症した人はそうでない人に比べて、発症前でのうつ病や不安症の罹患や幼少期の両親との離別体験をもっていること、過去にトラウマ体験をもっている割合が高いことである。加えて、トラウマ体験の後にＰＴＳＤを発症しやすいのは、第一にソーシャルサポートが少ない人であった（Breslau et al., 1995, 1998）。これらのことは、不安が生じるような体験や周囲の環境によって防御反応が生じること、そしてそれが繰り返し起こることによって、より防御反応が鋭敏になることを示している。危険から身を守るために不安を生じさせているのに、その甲斐なく危険な目に遭ってしまうとすれば、不安の検知度を高めて身を守ることになるわけだ。こうして不安への過敏性が高まってしまうのだ（Nettle & Bateson, 2012; Bateson et al., 2011）。このことは、進化的には非常に妥当な変化であるが、本人にとっての不便さが高まってしまう結果であろう。ただし、ありとあらゆる危険に対して同じ程度に防御反応システムが鋭敏化するのではなく、たとえば、サルでは花よりもヘビに対して容易に恐怖の学習が成立するなど、生得的な学習のされやすさが想定されている。

うつ病は、防御反応としてのシステムをもつ不安と大きく遺伝的要因を共有していること（Kessler, 1997）は第3章でも述べたが、うつはアンヘドニア（無快感症）があるのが不安とは異なる。うつ病についても特有の進化的なデザインが想定されている。たとえば、地位を喪失したり無駄に努力をしたりすることで抑うつが生じることが明らかになっており、じつにうつ病を生じた七割強の女性が屈辱的な状況を発症前に体験しており、別離などの喪失が二割ほどであったことは対照的である（Brown et al., 1995）。こうした現象は人間だけでなく社会的階層をもつ他の動物にも見られるものであり、たとえばニワトリは体重の減少から下の階層に落ちてしまうと、服従的になり、上位のニワトリからの攻撃を受けづらくなるし（Price, 1967）、サルにおいても戦いに敗れると落ち込む動作が現れ、新しいボスからの攻撃を避けているといわれている（Price & Sloman, 1987）。これらに共通するのが「不本意な降伏」というシグナルであり、さらなる攻撃をかわすことができるという機能があるとされる。この機能があるからこそ、社会的な戦略を練り直したり、他のグループへの移籍、新たな仲間の探索、事態がよくなるまで回避しておく、ということが可能になるとネシー（二〇二一）は論じている。

さらに、悲しみについても人間には有利に働く可能性がある。悲しさとはうつ病にとって中核的な主観的体験であろう。あなたはどのようなときに悲しくなるのだろうか？　好きな子にそっぽを向かれたときだろうか？　病気になってしまったときだろうか？　親の会社が倒産したときだろうか？

――じつはさまざまな悲しみには、繁殖可能性を高める資源の喪失が想定されている（ネシーとウィリアムズ、二〇〇一）。さらなる資源の喪失を防ぐには、悲しい結果に終わらざるをえなかったこれまでの行動をまずは止めておく必要があるだろう。もし悲しさを感じなければ、同じことを繰り返すのみで新たな展開が得られないかもしれない。

また、気分のもう一つ重要な機能は行動を切り替える機能である。たとえば、自分にとって都合のよい状況では気分が高揚し、さらに資源を追及していくだろうが、そうしているといずれ近くの資源は枯渇してしまう。気分が高揚したままだと、資源が枯渇していても無駄に時間やエネルギーを使ってしまうことになるから、しばらく行動を続けると自然にモチベーションが下がって、別の行動に切り替える仕組みが必要である。この「限界値の定理」（Charnov, 1976）は人間だけでなく、さまざまな動物の脳に刻まれている行動の調節の仕組みである。

このように、状況に応じて気分が調整されることで、資源を追求する程度やそれに見合う資源、あるいはそれに伴うリスクが調整される仕組みが自然淘汰によって得られていると考えられている（ネシー、二〇一二）。しかし、状況に合わせた柔軟な気分的な変動が乏しいとしたら、適応的とはいえないかもしれない。たとえば、日頃からのベースラインの気分が低すぎるという気分の調節不全があると、慢性的な気分の落ち込みからさまざまな課題をこなしていくことが難しいし、ベースラインの気分が高すぎると、多くの課題をこなすことができるものの、必要な助けを求めず課題の達成が不完全になるかもしれない。また、出来事に対して気分が生起しなかったり、ちょっとしたことで過剰に気分が生起するとか、楽しい刺激に触れて悲しくなったり、何も刺激がないのに感情が生起するとしたら、それも調節不全である（ネシー、二〇二一）。気分そのものに適応的な意義はあるものの、気分障害や双極症という状態が適応であるという考えかたをしないこと（VDAA）に留意が必要である。

本来であれば柔軟に変動するはずの気分に調節不全が続く理由の一つに、特有なフィードバックループのありかたがあると考えられている。人間には状態を安定させるためのホメオスタシスが存在するが、これは内的・外的なフィードバックを受けて、何らかの調整が行われることで実現されるものだ。しかし、前の状態が次の状態を呼ぶようなポジティブ・フィードバックというループに至ると、病気へと発展しやすい。たとえば、本人にとって好ましくないライフイベントを体験することで、ネガティブな自動思考が生じ、ネガティブな感情が生起する。そのうつうつとした気分の中で外向的な行動が減ってしまう。いやな気分の下では嫌なことしか思い出さないという気分一致効果も手伝って、すっかりうつ病エピソードが持続してしまう。このポジティブ・フィードバックがなぜ進化の中で残っているのかはまだよくわかっていないが、初期の養生として、休養、気晴らし、考えかたの工夫といったことが重要であることがより実感できることだろう。ちなみに双極症についても、うつ状態・躁状態の両方にポジティブ・フィードバックがあり、双安定系と呼ばれる制御機構に類似しているようだ。

うつ病になった人の半数以上がもう一度うつ病エピソードを体験するといわれており、双極症にしても、何度も再発するものと考えられている。これはその人だけに何度もひどいライフイベントが生じるわけではなく、回を追うごとに軽微なライフイベントでも再発するようになるといわれている（Monroe & Harkness, 2005; Post & Weiss, 1998）。こうした現象は脳の損傷によって生じると考えられている

表 6-2　精神障害への進化的視点がもたらす 8 つの基本的寄与

1. なぜ自然淘汰は私たちのみなに精神障害への脆弱性を残したのかを問う
2. 生理学が医学の他の分野に提供するような機能的な理解を，精神衛生専門職のために提供するきっかけを提供する
3. 個人に対するより深く共感的な理解への枠組みを提供する
4. どのように関係性が機能するのかを説明する
5. 発達と早期体験が後の性格に影響する仕方について明確に考える方法を提供する
6. 感情とその制御についての理解の基盤を提供する
7. 科学的な診断システムへの基礎を提供する
8. なぜ精神障害になる人とそうでない人がいるのかを説明する要因を統合する枠組みを提供する

（出典） Nesse（2015）の抄訳。

が、進化的に考えると抑うつであるほうが有利であるような状況が存在する可能性をネシーは指摘している（ただし、うつが存在することで社会的ネットワークが阻害され続けており、回復ができていないだけである可能性にも触れている）。

進化という視点がもたらすもの

進化精神医学に関するこれまでの議論を見て、こころのやまいについてどのような見えかたがしただろうか？　ネシー（Nesse, 2015）は進化精神医学が貢献する問いについて表６－２のようにまとめている。なぜこの人はうつ病になるのか？なぜこの人は不安症になるのか？なぜこの人は異常行動が生じるのか？など、臨床心理学に興味がある人の関心は、「普通」とは異なる現象が生じてくる理由が知りたいことが多いかもしれない。その興味に対して、人類がこれまで生き残ってきたという疑いようのない事実を始点として考察を積み重ね、やまいに見える現象がなぜ存在するのかを教えてくれるのが、この視点だといえる。生き延

びて子どもを残していく，という誰にとっても圧倒的なタスクの中でこころやそのやまいに見えるものが形成されているという前提は，こころのやまいをもつ人やそうでない人を同じ現実の中に置き，対等に扱っているように見えるし，不適応だと切り捨てるのではなく何らかの理由がないかを再考する試みである。このパラダイムのこうした点にある種の深い共感性を覚える。

しかしながら，注意すべき点はやはりこの前提と表裏一体にあると考えられる。進化についての言説は〝just-so story〟，つまり「なぜなぜ物語」のように，荒唐無稽で根拠がないとか，反証可能性がないという批判もある。進化ありきの考察であるとか，何でも進化や適応と結びつけている，進化への還元主義であるという批判もあるだろう。なかでも気をつけておきたいのが，うつ病への脆弱性が進化的に残ってきているという事実に基づいて，「進化で残ってきたのだから重要なプロセスなので，うつへのケアは極力しないほうがよい」，とか，「ケアをするべきではない」という論調への飛躍であろう。こうした「……である」という現象の記述に基づいて，「……すべき」と倫理的な結論をしてしまうことを，自然主義的誤謬（naturalistic fallacy）と呼ぶ。痛みが進化の産物であるからといって麻酔が否定されないことと同じように，こころのやまいに対するケアを志向するなら，苦痛を取り除くための最大限の努力をするべきであろう（ネシー，二〇二一）。

進化的視点に限らず，この自然主義的誤謬は苦悩や苦痛を伴いやすいこころのやまいへの支援の現場ではよく見られるように思う。たとえば，「患者は自分で考えることで問題を解決し，成長に至る」とか，「こころはつらさを乗り越えて成長を遂げる」という治療像を治療者集団が共有していると，「患者の成長を妨げないようにアドバイスを控える」とか「つらさを和らげるような介入をしてはならない」という雰囲気が漂うことがある。しかし、これらは自然主義的誤謬に見える。つらい感情の中で一日を暮らしているのは患者だから、彼らが思い描く回復・改善の道筋に対して、どのような支援をしてほしいのかをリクエストする権限はクライエントにあるはずだ。

また、第3章で感じたかもしれないが、物質という自分のコントロール外にある（ように思える）要因が自分のリアルなこころの体験をつくっている、という事実に触れると、自分の意思の及ばないところでこころのやまいが構成されている、という決定論が生まれかねない。さらに、億単位の年数をかけてからだとこころがデザインされたという事実に触れるなら、自分は苦しむために生まれてきたんだ、と運命論を感じても不思議ではない。こうしたことから、進化的な考察によって理解を深めると同時に、治療者としてはやまいの苦痛を放置しないケアが求められているとあらためて強く感じる。決定論・運命論はクライエントを孤独にする。ケアの自然な流れはクライエントの苦痛を取り除こうと最大限努力するものでありたい。孤独には、ともに問題を眺め取り組もうとするスタンスである協同的経験主義（collaborative empiricism; クイケン他、二〇一二）が必須だと思う。

脆弱性の思いもよらない働きに目を向けてくれるのが進化という視点であるが、人はその脆弱性に何らかのメリットを感じていることが明らかになっている。佐々木他（Sasaki et al., 2013）によると、脆弱性の大きな部分を占める「ネガティブな感情や認知」において、「人間的成長」「気分的ダメージの最小化」「人間関係の促進」「ネガティブな状況への準備」「他者への気遣いと理解の促進」「セルフハンディキャッピング」「サポートの引き出し」「無駄な損失の予防」「他者との調和」といった点でネガティブな感情や認知が自分にとっての利益になっていたり、損害を減らすのに寄与していると人が実感していることがわかった。これらは進化的推論よりもダイレクトな本人の実感であるものの、本当にそうしたメリットがあるのかは検証の余地が残る。本人が感じている「物語としての事実」にとどまるのか、それとも現実に生活上にメリットが現れている「真実としての事実」なのかを区別して検証を繰り返す必要があるだろう。たとえば、ネシー（二〇二一）は反すうが人生の転換に有用だったとする説と反すうでは問題解決ができなかったとする説の双方を紹介している。

個人差の進化

先ほどの決定論や運命論を感じる人がいるとしたら、残念ながら見落としている点があるかもしれない。それは、進化的に得られている形質であっても、個人差が生じるという点だ。ネシー（Nesse, 2015）は個人差の源として一二個を挙げているが、その中には遺伝子による個人差もあれば、外傷や毒物などの曝露によって生まれてくる個人差なども挙げられている。もともと親からもらった遺伝子や素質だけでなく、環境要因や偶発的なイベントや、本人の学習など非常に多くのことに影響を受けながら、個人差が生まれていく。

平石（二〇一一）は、さまざまな仮説と例を紹介しつつ、個人差がどのように進化してきたのか論じている。たとえば、「頻度依存淘汰仮説」（Mealey, 1995; Wilson et al., 1994）とは、外向性の高い人が多いところでは内向性の高い人が有利になったり、内向性が高い人が多いところでは外向性の高い人が有利になるような場合である。こうした場合、双方の特徴をもつ人の比率がある程度の割合で安定する。また、「環境多様性仮説」(Penke et al., 2007)は、さまざまな特徴をもつ人それぞれに有利な環境があると考えている。外向性が高い人が活躍できる環境もあり、内向性が高い人が活躍できる環境もそれぞれに存在しており、それぞれに適応度を高めているのは想像しやすいのではないだろうか。あるいは、「内的環境仮説」(Hiraishi et al., 2008)では、遺伝情報に応じた行動を各自が行っており、それぞれで適応度を高めていると考えている。つまり、外向性が高い人はそうした遺伝情報に応じて広く浅い人間関係を築いて利益を得ているのに対し、内向性の高い人は狭く深い人間関係を構築することで利益を得ている、という考えかたである。他にもいくつかあるが詳細は平石(二〇一一)を見てほしい。

先述のように、人間は社会性を発展させそれに応じた「社会脳」を形成してきた。個人差が進化によって生み出されていると考えることの利点は、マイノリティと呼ばれる人たちが、社会集団の中でどのような存在意義をもっているのかを再確認させてくれることであると思う。たとえば、統合失調症は人口の一%弱に見られる精神障害であり、妄想や幻覚を呈することで知られている。精神科医の中井(一九八二)は、統合失調症を発症する可能性はみなにあるとしたうえで、他の人よりも統合失調症になりやすい人たちを「S親和者」と呼んだ。狩猟時代においてS親和者の人たちは、その能力を生かすことができていた。ちょっとした兆候を察知して未来を即座に予測し、行動できることはおおいに狩猟に役立つからである。ただし、農耕時代には、過去の記憶のデータベースを使いながら計画どおりに時間どおりに農耕をすることが望まれたため、強迫的な者のほうが尊ばれることになった。

他の人を誘って一緒に狩りをする、という単純な狩猟時代の生活様式がさらに発展を遂げると、協同的な道徳性をもって助け合うことに価値が置かれはじめた。つまり生き延びるために社会性が必要になった。とすると、人口の二%を占めるという自閉スペクトラム者（知的発達症を伴わない；Baron-Cohen et al., 2001）はどのように生き残ってきたのか？という疑問が生じてくるかもしれない（Spikins et al., 2016）。このサバイバルには、他者の行動や欲求、感情などを推測し理解したうえで行動をすることが求められており、それに寄与する「こころ」を他者や自己をもっていると想定する能力、つまり心の理論（theory of mind; Premack & Woodruff, 1978）が必要であろう。しかし、自閉スペクトラム者は心の理論の側面に障害があると考えられているし（Baron-Cohen, 1997）、共感性が必ずしも他者から見えやすいわけではないため、どのような活躍をしていたのかは興味深い話題であるだろう。

ペニー・スピキンズ他（Spikins et al., 2016）は、心理学の知見を参照しつつ考古学の立場からこの問題に提案をしている。この時期の人間はネットワークを拡大するとともに、予測が難しい環境の中で暮らしており、グループ同士の連携を必要とする狩猟採集活動を行っていた。この頃は他者の意図を察知する社会性だけではうまくいかず、伝統に基づいて有用な方法を使ったり、協力体制を維持するための秩序、長期的な計画に立った行動を行う必要があった。こうした点において、定型発達の人たちがもつ感情的な心の理論ではなく、法則性・論理性を重んじる「論理に基づく心の理論」（logic-based theory of mind）が集団の中で尊ばれたという。つまり、知識や方法の法則性を尊び、危機への対応を感情的にならずに行い、みずからの社会的地位を顧みず、規則を重んじて集団の秩序を保とうとする傾向をもった人が集団に貢献し、尊ばれたのだ。また特定のことにこだわり集中するという自閉スペクトラム的な特性が技術的なイノベーションを可能にしたともいわれている。共感性に基づくことばかりが社会性なのではなく、論理性によって発揮される社会性というものがたしかに存在しているという事実に、この研究は目を開かせてくれる。

ニューロダイバーシティの展開

ここまで見てきて、こころのやまいやその脆弱性をもつことは、個人にとっても社会にとっても何らかの意味合いをもつことがわかる。遺伝的な特徴はそれ自体で良し悪しを示すものではなく、環境によって大きく左右される。ニューロダイバーシティ（neurodiversity）とは、自閉スペクトラムの当事者であるジェーン・マイヤーディングから始まった運動であるが、自閉スペクトラムのみを対象にするのではなく、脳神経に由来する個人差を、障害ではなく多様性と考え直す試みである（村中、二〇二二）。この試みは障害を直すというよりも、特性（個性）を生かす方向へ働く。障害は本人に属する特徴であるとする医学モデルではなく、社会モデルに基づくこの考えかたは、個人が生きづらくなっているのはまわりに障害物があるから、という考えかたであるのは第4章でも触れた（図6－3）。

人間の社会はこころのやまいの傾向をもつ人がいること、つまり多様性を保つことによって強くなった。現在はダイバーシティ&インクルージョンという思想が強まり、多様な人たちの社会参加が促されている。こころのやまいをもつ人たちを少数派と考えると、少数派を社会から排除する（エクスクルージョン：排除）、別の集団として主流派の社会から分離して区別する（セグリゲーション：分離）、主流派の社会の中に区別された少数派の集団を飲み込む（インテグレーション：統合）という方向性が

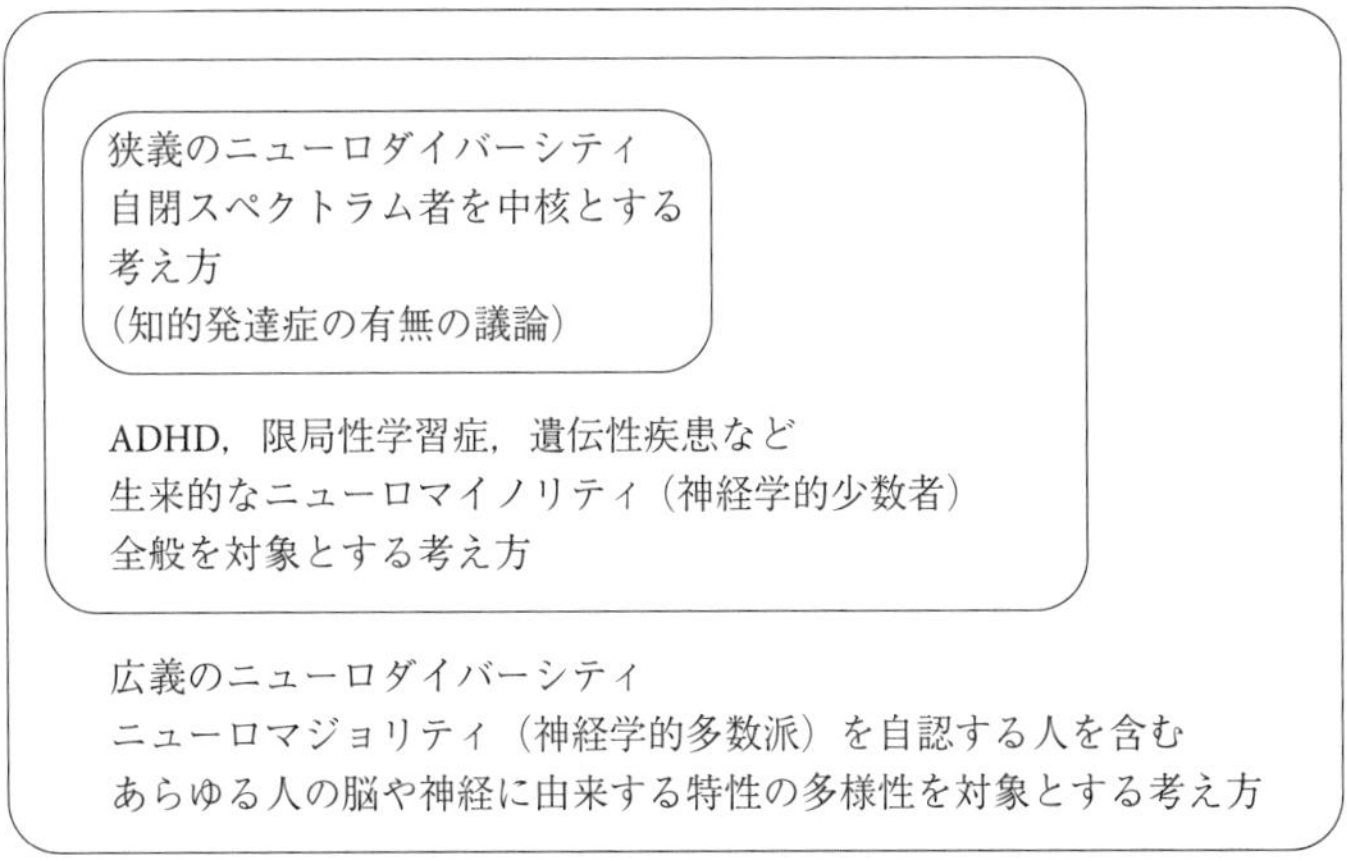

狭義のニューロダイバーシティ
自閉スペクトラム者を中核とする
考え方
(知的発達症の有無の議論)

ADHD，限局性学習症，遺伝性疾患など
生来的なニューロマイノリティ（神経学的少数者）
全般を対象とする考え方

広義のニューロダイバーシティ
ニューロマジョリティ（神経学的多数派）を自認する人を含む
あらゆる人の脳や神経に由来する特性の多様性を対象とする考え方

図 6-3　ニューロダイバーシティの対象

（出典）村中（2021）より作成。

ある。そしてインクルージョン（包摂）は、少数派を集団として区別するのではなく、多数派も少数派も互いに属性を尊重されている状態を指す。進化的に残ってきている個人差をマジョリティから見た不都合さから排除するのではなく、そのまま尊重する思想が新たな文化となること、そしてそれが受け継がれていくことが切に望まれる。精神障害に限らず、知的発達症、身体障害をもった人たちも、マイノリティであることによって選択肢が不当に限られてしまうことのない世の中が期待される。

こころのやまいの歴史を見ていると、排除からケアの対象となったとはいえ、社会の中でこころのやまいをもった人を包摂する流れが簡単にできることはなかったかもしれない。その点でニューロダイバーシティの考えかたが浸透していくことに大きな期待が寄せられるが、問題点も存在している。たとえば、他者との違いが病気や障害によるものではないととらえると、その苦悩を否定したり、支援の対象から外そうとする人たちが現れる可能性があるし、自閉スペクトラムが一つの文化を形成するという考えかた自体が、その他の人たちとの分断を促進してしまっているという見方もできる（村中、二〇二一）。

この章では、自分と他者との違い、そして自分の集団と他者の集団との違いを扱ったと表現できるが、文化と進化の議論を見ると、自分と他者・集団との距離感は決定的なものではなく、自分がどこで線を引くのか、あるいは線を引かないのかによるのかもしれない。そうだとすると、自分と他者は同じ／違うという前提を置くことで見えることやできることが変わってくるのではないか。同様に自分と他者が同じ文化を共有している／していないという前提を置くことで見えることやできることも変わってくるかもしれない。それぞれの線引きによってみずからの行いたいケアにどのような視野と盲点が現れるか、考えておきたい。

第7章

時間から見えてくるやまい

症状と自己

Cl.：「気分が落ち込んでしまうんです。なんだかつらいんです」……はじめてこんなことを先生に吐露したのは一年前だったな。正直、通うの嫌だなって思ったこともあったけど、いろいろなことを話すなかで、気持ちが少しずつ楽になってきてて、落ち込むことはあんまりなくなってきたな、って思う。

こころのやまいは時間を追って変化する。カウンセリングや心理療法を受けることによってこころのやまいの現象が減っていくこともあれば、こころのやまいの意外な面が見えてきたり、それに伴って自己が変化していったりすることも多い。本章は、時間というキーワードからこころとそのやまいがどのように見えるのかを整理する。

現象の経過

現象と時間との関係を見る前に、現象が推移していく様子をどのように呼ぶのかをおさらいしよう。こころのやまいを示す現象を徴候（signs）と呼び、そのまとまりを症状（symptoms）と呼ぶ。前者は客観的なやまいの現れのことであり、専門家によって見出される傾向にあるのに対して、後者はやまいがどのように現れているのかをクライエントが主観的に報告する性質のものである。症候群（syndrome）とはその両方のまとまりであるが、背景に共通の要因が想定されている。

人は何らかの状況に置かれると（曝露）、症状が発生する。それが軽くなることを「軽快」といい、より重くなることを「増悪（ぞうあく）」という。やまいの症状がなくなれば、治った、つまり「治癒」したとしてよいこともあるが、症状がなくなっただけで病気は依然として続いているこころのやまいもあることを知っておくほうがよい。たとえば、統合失調症や双極症などは長い経過を念頭に置くので、症状がなくなった場合は「寛解」と呼び、経過観察の対象とする。その中で、一定期間は症状がなかったものの再び症状を呈することがあるが、それを「再発」と呼ぶ。また、治療中に症状が少し収まったものの再びぶり返すのは「再燃」と呼ぶ。もちろん症状が変わらない「不変」もあるだろう。症状がなくなったことを指して手放しで喜ぶのではなく、基本的には慎重に経過を観察していく態度が重要である。そしてやまいをもっている人がどのようになっていくかという予測を「予後」と呼ぶのに対し、その人が実際にどのようになったのかは「転帰」と呼ぶ。つまり、予後はエビデンスや経験からの将来予測であるのに対し、転帰は起こったことを振り返る視点である。その上で、やまいと一緒に生じて人に影響を与える他のやまいのことを「併存」といい、ある病気が次の病気の原因になっていることを「合併」と呼ぶ。

これらは研究デザインと絡めてイメージしておくと解像度が増す。複数の人の一時点での症状や心理的特徴を検討するデザインを横断研究（cross-sectional study）と呼び、同じ個人や集団をある時点からある時点まで追跡していくデザインを縦断研究（longitudinal study）と呼ぶ。ある時点から以前のことを調べる方法を後ろ向き研究（retrospective study）と呼び、ある時点からこれまで生じていない未来のことを追っていく研究デザインを前向き研究（prospective study）と呼ぶ。

発達の視点を精神病理学に加える

Cl.：気分が落ち込んでしまうんです。なんだかつらいんです。

（Th.：たしか、このかたは小さい頃にお母さんを亡くされて、子ども時代つらい思いをしながらすごしておられたな。そのことがいまのうつ状態に影響を及ぼしているのだろう。そういえば、私の友人にもお母さんを亡くされたかたはおられたけど、元気そうにしている。何が違うんだろう?）

この人がこうした状態に至るにはどのような経緯があったのだろうか? もちろん、最近、上司や友達とのいざこざなど、ニコ・ティンバーゲンの四つの「なぜ」の一つである至近要因による説明もできるが、それとは別に「③その行動は、一生の間に、どのような発達をたどって完成されるのだろうか」（発達要因）という問いも成り立つ。

人間の精神病理の発生や経過に関するプロセスを検討する分野を発達精神病理学（developmental psychopathology）と呼ぶ（カミングス他、二〇〇六）。菅原（二〇〇四）によると、子どものこころに現れる精神疾患や問題行動の分類が進むことで大規模で縦断的な疫学的研究がなされるようになり、一九九〇年代から発達精神病理学という学際的な領域が成立した。この領域のミッションは、発達的起源、発達の経過・加齢に伴う症状・行動表現の変化、発現・回復のメカニズムを理解することであるという。これはトランザクショナル・モデル（transactional model）と呼ばれるモデルが前提となっている（Cicchetti & Lynch, 1993; Sameroff & MacKenzie, 2003）。幼少期からの気質的な特徴や、遺伝的情報、先天的・後天的な大脳生理学的な問題と環境要因である家庭内や家庭外要因とが時系列的に相互に影響し合うなかで精神症状や問題行動が現れてきて、その中でこころのやまいや非行に発展することが想定されている。

そして、一つの状態に至る経路は一つに限られるわけではない（複数原因同一結果帰着性：equifinality）。また同じことを体験したとしても、必ずうつ病になるわけではなく、別の結果を生むことももちろんある（同一原因複数結果帰着性：multifinality; Cicchetti & Rogosch, 1996）。これは、人間のこころが生物学的な要因や心理的要因、社会的要因が複雑に絡み合って生じているうえ、環境に相互に影響し変容しうる「開放系」のシステムであり、現在の状態に至るまでに何らかの影響を受けていることを示している。現在の状態は過去の環境の産物であることが多いため、横断的に現象を検討するだけではわからないことも多く、時間の軸を備えた縦断的な視点が必要となる。

虐待をはじめとする個別の養育環境と精神病理との関係についてはさまざまに言及されてきているので、そうした個別の知識は成書や最新の論文に譲るとして、ここでは、こころのやまいが時間を追ってどのように形成されうるのか、そしてその時間の流れの中でどのような展開が起こりうるのかについて、概説する。

小児期逆境体験

第4章でも述べたように、社会的側面の一つでもある身のまわりの環境は、こころだけでなく体にも大きく影響を与えることが繰り返し示されている。なかでも近年注目されているのが、どのような子ども時代を送ったかである。小児期逆境体験（Adverse Childhood Experiences: ACEs）とは、家庭内にとどまらない環境を表している。ＡＣＥｓスコアを測定する観点には、「身体的虐待」「性的虐待」「心理的虐待」「身体的（物理的）な養育の放棄」「心理的な養育の放棄」「母親の被暴力的な扱い」「両親の別居（または離婚）」「家族の精神疾患や自殺」「家族のアルコール中毒・薬物乱用」「家族の服役」がある（亀岡、二〇一九）。これらはこれまでの研究で身体的・精神的健康を悪化させることが繰り返し示されてきたものであるが、個々の要因ではなく、いくつ累積しているのかが小児期だけでなく、成人期の健康にも影響を与えることが明らかになっている。

なかでも児童虐待は脳に対する影響が大きいと考えられている。藤澤他（二〇二〇）を参考に紹介すると、海馬が大きいほど問題行動や精神障害のリスクが下がるといわれているが（Morey et al., 2016）、虐待は海馬の容積を減少させ（Paquola et al., 2016; Teicher et al., 2012）、それが子ども時代の問題行動や成長してからのうつ病へと発展する可能性が指摘されている（Hanson et al., 2015; Rao et al., 2010）。ストレスフルな環境が続く影響は他にもある。コルチゾールや炎症性サイトカインがＨＰＡ軸の慢性的な過活動によって増加することが続くと、情動の調節に重要な役割をもつ海馬や前頭前野だけでなく、脳の報酬系の構造が変化してしまうという（Etkin et al., 2011）。報酬系は目的に向かって努力を続けたり、ほめるという社会的報酬によって対人関係を構築する際に必須であると藤澤他（二〇二〇）は論じている。

伊角他（二〇一九）は、ストレス反応によって生活様式が不健康になったり、一時的な気分の解消のためにリスクの高い飲酒や喫煙、過食や性行動などのコーピングが習慣的に行われたりして、長期的に見ると不健康になること、このことによってさらなる逆境体験への反応が過敏になってしまうことを論じている。成人期の健康への影響について、三七の研究をまとめたシステマティックレビューとメタ分析（Hughes et al., 2017）を伊角他（二〇一九）は紹介しているが、ＡＣＥｓが四点以上の場合、ＡＣＥｓがない人と比較して、薬物乱用が七倍以上、問題のある飲酒や性関連のリスク（一〇代での妊娠や複数の性的パートナーなど）が三〜六倍、喫煙や過度の飲酒が二〜三倍、運動不足が一・二倍ほど高いリスクをもつし、呼吸器や循環器の疾患やがんは二〜三倍、糖尿病や肥満は一・五倍のリスクがあるという。また自殺未遂は三〇倍以上、加害や被害などの暴力の問題は七〜八倍、抑うつや不安では三〜六倍も多く、身体面だけでなく精神面における危険性も高い。その上、ＡＣＥｓを多く経験することは、社会経済的な面にも影響を与えると考えられており（Metzler et al., 2017）、これは小児期にACEsを体験することで、成人期に社会的に望ましい目標を避けるようになり、仕事の意欲が低くなるからと考えられているという（Monnat & Chandler, 2015）。こうした社会経済的な面の低さがまわりまわって成人期の健康や不適応行動につながると考えられている。

世代間伝達という現象

Cl.：私は小さい頃、親から虐待を受けていた。いい人とめぐり合うことができて、子どもにも恵まれたんだけど、ついつい子どもにきつい言いかたをしてしまう。こんな親じゃダメだなっていつも反省するんだけど、どうしてもそうなっちゃう。

たしかにこうした相談が寄せられることは多い。世代間伝達研究をまとめている久保田（二〇一〇）を頼りに、その主張のもととなる研究をいくつか紹介してみよう。たとえば、ダンテ・チケッティ他（Cicchetti et al., 2006）は、ネグレクトや虐待など不適切な養育をしている母親とそうでない母親を比較すると、前者の母親のほうが一歳の自分の子どもに対しての共感が欠如していたり、「不適当な期待」をしたりしていることが明らかになった。そして、前者のほうが自分の子ども時代に不適切な養育をされていたことがあり、現在でも実母に対して怒りの感情を抱いていることが明らかになった。また、ダニエル・シェクター他（Schechter et al., 2007）は、幼児期から思春期に虐待や暴力的な外傷体験をもつ母親と、その四~七歳の子どもの家族画を使った調査を行っている。この家族画からは七〇%ほどの子どもが不安定愛着と判定されており、なかでも母子の間に「無秩序・無方向型愛着」が現れていると考えられた。しかし、多くの子どもたちは心理的外傷体験や脅威的な出来事を体験していなかったため、これは母親の愛着関係の傷つきという表象が子どもの心理状態に伝達されたものと考えられた。虐待を受けていた母親が必ず虐待をするわけではもちろんないし、虐待されている子どもの親に被虐体験が必ずあるわけではないことに留意が必要であるが、可能性の一つとして押さえておきたい。また虐待に対する自分のまなざしが内集団・外集団効果(第4章)に動かされる可能性があることにも注意が必要である。

シェクター他(Schechter et al., 2007)の研究協力者の約七〇%はシングルマザーであり、所得が低く公的保護を受けていた。貧困は逆境体験の連鎖のスタート地点であることが多いことが示されている(Wadman et al., 2020)。先述のように時間という軸を想定することで、結果に至る経路を検討することができる。菅原(二〇一九)は貧困の世代間伝達についての知見を紹介している(図7-1)。モニカ・マーティン他(Martin et al., 2010)のカスケードモデルは、第一世代の子ども時代に生じた問題行動(Box1)が、成長してからの社会経済的状態に影響を与えていること(Box2)、そのことが大人になってからの家族内において、経済的困窮感や養育の劣化などのストレスやストレスレベルを高め(Box3)、社会経済的状態と共に家族に対する投資の水準に影響を与えてしまう(Box4)。家族投資は、子どもの学力や能力を伸ばすような投資やモチベーション、安全な居住空間の確保に影響を与え、ついには第二世代の子どもの発達に影響を与えてしまう(BOX5)。

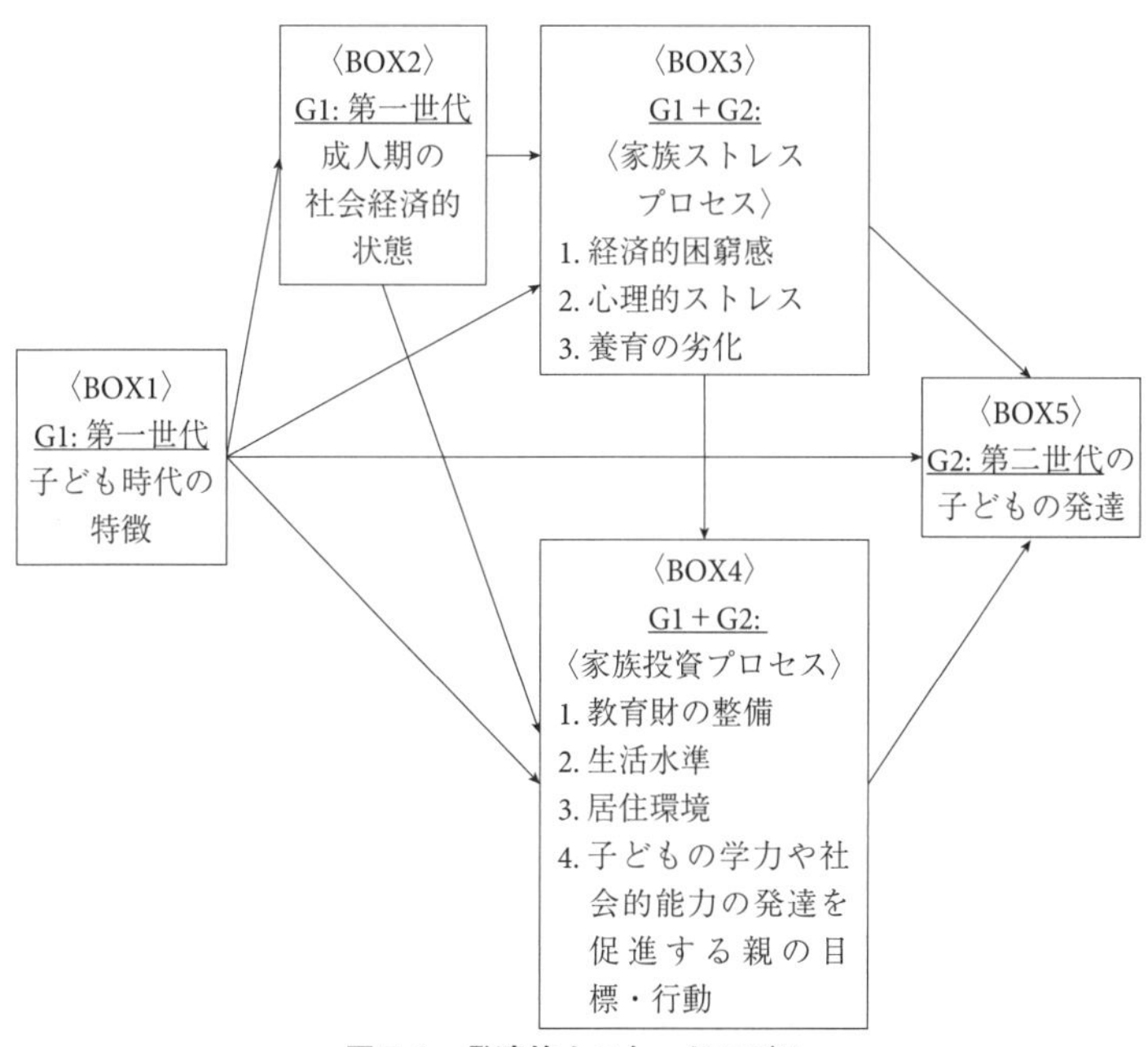

図 7-1　発達的カスケードモデル

（出典）　Martin et al.（2010）; 菅原（2019）を改変。

逆境体験の代償・保護的要因とトラウマインフォームドケア

Cl.：お父さん、私を叩いていた。最初は怖かったけど、そのうち、私が言いつけを守らないだめな子だからと思うようになってつらかった。家に居場所がなかったけど、幼馴染の友達と一緒にいると、気持ちが楽になった。何も言わずに一緒にいてくれるの、嬉しかった。

逆境体験を経験した場合、その後はどのような対応ができるのだろうか？　逆境体験はリスクに関する累算的な概念であり減らしていくことが望まれるが、回復を講じるのであれば、ポジティブな体験がどのようにリスクに対して影響を与えるのかを考える必要がある。

回復を論じる際に重要なのはレジリエンスという概念であろう。ストレスとは圧によって丸いものがひずむイメージであるが、レジリエンスはこうした押しつけられたストレスからもとの形に戻ろうとする回復力を概念化したものであり、ポジティブな要因として近年注目されている。菅原他（二〇二二）に沿って、紹介しよう。レジリエンスの構造をモデル化したマーク・ジマーマン（Zimmerman, 2013）によると、ポジティブな体験をした際、リスクとは独立に影響が現れてネガティブな体験の悪影響を中和するという考えかたがある。あるいは、ポジティブな体験が保護要因となって、リスク要因と健康とのネガティブな関係が和らぐ、つまり調整要因として働くという考えかたもある。あるいはそれほど厳しいものでなければ、ある程度のストレスがあることによってその後のストレスの受け止めかたの余裕が変わってくる、という考えかたもある。これらは、代償モデル（compensatory model）、保護要因モデル（protective factor model）、チャレンジモデル（challenge model）と呼ばれているが、こうした考えかたは、ＡＣＥｓに対してどのようにポジティブな体験が割って入ることができるのか、その道筋を記述しているため大変興味深い。菅原他（二〇二二）はポジティブな体験として提唱されている多くの説を整理しているので参照してほしい。たとえば、そのうちＰＡＣＥｓ（Protective and Compensatory Experiences; Hays-Grudo & Morris, 2020）というものでは、「養育者からの無条件の愛」、「少なくとも一人の親友」、「コミュニティでのボランティア」、「グループ活動の一員である」こと、「メンターをもつ」こと、「清潔で安全で十分な食べ物のある家」、「学校で教育を受けている」こと、「芸術的・知的な趣味」、「身体活動」、「家庭に明確で公平なルールやルーチンがある」こと、といった一〇個の環境的要因を取り上げているが、こうしたものがレジリエンスの育つ基礎となるポジティブな生活習慣である。

また、子ども時代に虐待を受けていた親がトラウマの影響で自分の子どもを思ったように養育しづらいことがあるが、周囲からは親の性格や能力に問題があるように見えることがあったり、周囲からそれを非難されるとそれがさらなるトラウマになってしまう（再トラウマ化）。トラウマインフォームドケア（Trauma-Informed Care: TIC; 野坂、二〇一九）とは一九九〇年代後半から現れてきたケアの概念であり、日本でも二〇一四年から導入されているという。トラウマ体験によってトラウマ反応（症状）が生じるが、これはトラウマ体験そのものからも生じるし、何かのきっかけがリマインダーとなって生じることもある（「トラウマの三角形」）。養育のありかたを不適切と断ずるのではなく、じつはこの養育行動はトラウマ反応ではないか？トラウマ反応に至るまでの道筋を本人もまわりも理解できておらず、対処もできていないのかも？と仮定して眺めることで、トラウマをめぐるこころと行動が「見える化」されていくという。トラウマの広範な影響と回復への道筋を理解する（「Realize: 理解する」）こと、対象者だけでなく家族、支援スタッフなどへの影響を認識する（「Recognize: 認識する」）こと、それらに対して適切な支援と手順で「Respond: 対応する」こと、「トラウマかも？」という仮定から眺める「トラウマのメガネ」をかけてみることで、トラウマの影響を理解し過剰な反応を抑えることができると、「Resist re-traumatization: 再トラウマ体験を防ぐ」ことになる。この「4つのR」がトラウマインフォームドケアの実践の要素である（野坂、二〇一九）。

エビデンスに基づく臨床心理学

本章冒頭の事例を見たとき、おそらく「一年間心理療法を行うとよくなるんだな」とか逆に「一年も心理療法を行ってもすっきり治るわけではないのだな」という印象をもつことだろう。これは半分正しいように見えるが、半分は正しくないかもしれない。時間的に前の事象が原因となって後の事象が生じる、と結論することを前後即因果の誤謬と呼ぶ。たしかに心理療法の後で結果が表れているように見えるが、これが心理療法のみによるものかは厳密にいうと断言できない。たまたまつらい部署から気の合う人たちのいる部署に異動になったり、クラス替えがあったりなど、環境的な変化の可能性も否めない。ここまで見てきたように、こころのやまいに至るまでに、さまざまな経験の道を通ってきている可能性がある。

たしかにその心理療法の効果であるかどうかを確認する研究は効果研究とか臨床試験と呼ばれる。臨床試験にくわしいサイモン・ウィーズリーとブライアン・エヴァリット（Wessely & Everitt, 2011）によると、体の病気でいうと一八世紀になるとスコットランドの医師ジェームス・リンドの船員への壊血病の治療研究が現れたり、一九世紀のフランスの医師ピエール＝シャルル・ルイが瀉血に有効性がないことを示したりと、治療法に対する科学的な検討が増えており、一九三〇年頃から臨床試験が始まった一方、精神科領域では一九世紀にフィリップ・ピネルの人道的なモラル療法が表れたものの、身体的治療が二〇世紀に入っても大きな力をもっていた。インスリン・ショック療法、ロボトミー手術などは有名だろう。他にもたとえば、一九二〇年代のアメリカの精神科医ヘンリー・コットンは、精神疾患が歯や扁桃腺、女性は子宮頸部などの感染巣からの毒素が循環して脳の細胞障害を引き起こすことによって生じており、病巣切除で入院数を減らすことができると主張していたが、その後、対照群を想定した研究によって否定されることとなった。しかし、クロルプロマジンやリチウム、三環系抗うつ薬やベンゾジアゼピンなどの効果が発見される一九五〇年代までは、それが終焉に至らなかった。

精神科的な症状は「平均への回帰」といって、自然な経過として軽快することが多いうえに受診時が一番悪化したときであるため、回復を心理療法によるものととらえやすい土台がある。また治療を受けようとすること自体が改善への熱意やポテンシャルを示している可能性もあるし（選択バイアス）、心理療法の技法以外に存在する治療者の熱意や、治療者が自覚していない要因によっても治療効果が左右される可能性が残る。そのため、心理療法を体験したこと以外の要素がまったく同じと見なすことができる対照群を設けて比較する必要がある。選択バイアスが生じないようにするために、心理療法を希望した人をランダムに治療群と対照群に割り付けて比較するランダム化比較試験（Randomized Control Trial: RCT）に研究デザインを近づけていくことが、バイアスを排除するうえで望ましいとされる。ランダム化して割り付けることによって、気づいていない未知の交絡要因（VanderWeele, 2019）も統制できるからだ。

心理療法の効果研究の歴史について簡単にまとめておこう（概要は丹野他〔二〇一五〕や岩壁他〔二〇一三〕、詳細は三田村・武藤〔二〇一二〕、仁藤他〔二〇二一〕を参照のこと）。大きな出来事として、一九五二年、イギリスの心理学者ハンス・アイゼンクは、神経症の自然治癒率と精神分析や他の心理療法の改善率を比較し、自然治癒率のほうが勝っていたため、心理療法は逆効果であると主張した。これに対して、アレン・バーギンが一九七一年に反論を行った。心理療法の自然治癒率を示す指標やどのようなデータに着目するかによって、結果が異なり、精神分析や他の心理療法の改善率のほうが自然治癒率よりも高いことを示した。このことは、心理療法の効果を客観的にとらえるための方法論の議論へと波及していった。

一九八〇年頃からＲＣＴがさかんに実施され、ＥＢＭ（第1章）が世界的潮流になるなか、心理療法においてはエビデンスの示された技法が実際の使用につながっていないことが問題視されたため、アメリカ心理学会第一二部会（臨床心理学部会）のタスクフォースが、経験に裏づけられた治療（Empirically Validated Treatments: EVTs）、のちに経験的に支持された治療（Empirically Supported Treatments: ESTs）のリストアップを行った。一九九五年に最初のＥＳＴｓの報告があったが、科学的に確認された介入技法がリストアップされることには批判もあったし、クライエントの統制を行った結果によるマニュアルをいくつかの精神障害が併存している現実の臨床の中で使うのは困難であるという主張もあれば、科学的に効果が実証された方法のみを使うべきとの主張も見られた。こうした議論の展開が問題視され、二〇〇六年のアメリカ心理学会のタスクフォース（APA Presidential Task Force on Evidence-Based Practice, 2006）は、これまでに得られている最善のエビデンスを参照しつつ、治療者の専門性や力量を加味して、クライエントの志向性に合わせて技法を使用することを謳っている心理学におけるエビデンスに基づく実践（Evidence-Based Practice in Psychology: EBPP）を提唱した。

先に紹介した研究に支持された心理療法のリストは現在もウェブ上で公開されている（Society of Clinical Psychology ウェブサイト）。この第一二部会のウェブサイトには、研究によってサポートされている治療法が載せてある。たとえば、うつ病（depression）であれば、二〇二三年七月時点で認知行動療法をはじめとした一七個の心理療法が掲載されている。それぞれに簡単な治療法の説明と精神病理学や効果研究の主要な文献、治療者リソースやトレーニングの機会などもまとめられている。もし気になる現象があれば紐解いてみてほしい。ちなみに、以前はダイアナ・シャンブレスとスティーヴン・ホロン（Chambless & Hollon, 1998）の基準によって研究による支持の程度が評価されていたが、現在はデイヴィッド・トーリン他（Tolin et al., 2015）の基準による新しい評価が行われている最中である。興味がある人は、どのような基準で評価をしているのか、調べてみてほしい。

なお、これまでの臨床心理学の発展の経緯は、一九四九年に提唱された科学者−実践家モデル（松見、二〇〇一）が大学院教育に採用され、臨床のみならず研究のトレーニングを重視したことが貢献していた。より最近の一〇年では、内省的実践（reflective practice: 振り返り）、つまり「思考をより良く、より明確に、より正確に、より擁護できるものにするために、思考しながら自分の思考について考える技術」（Paul, 1992）に着目する治療者の訓練が叫ばれるようになったことは特筆すべき点である。訓練における自己内省は科学的エビデンスとほぼ同等の優先順位にあるとの考えから、イギリスの多くの主要な大学では内省的科学者−実践家モデル（reflective scientist practitioner model）が採用されるに至っている。公的な心理学団体が内省的実践を訓練上必要と見なした国は、ほかにもアメリカ、カナダ、アイルランド、オーストラリア、ニュージーランド、南アフリカに及ぶ（Lilienfeld & Basterfield, 2020）。

日本においても認知行動療法の学習に内省的実践を取り入れる試みが始まっている（Bennet-Levy et al., 2015および佐々木の監訳書を参照）。

心的外傷後成長（PTG）

時間を追ってこころのやまいを見ていくと、次のような振り返りをクライエントが行うことをよく体験する。

Cl.：カウンセリングのおかげもあるかもしれないけど、あのときつらかったからこそ、ほんとにいろんなことを考えた。あの時期があったからこそ、いまの自分があると思ってる。

近藤（二〇一二）によると、ローレンス・カルホーンとリチャード・テデスキー（Calhoun & Tedeschi, 2006）はトラウマティックな出来事の後に生じる成長について心的外傷後成長（PostTraumatic Growth: PTG）と概念化した（図7-2）。宅（二〇一二）によれば、「危機的な出来事や困難な経験との精神的なもがき・闘いの結果生ずる、ポジティブな心理的変容の体験」である。もっとも、トラウマティックな出来事だけがポジティブな変容を生むのではなく、ストレスに関連した成長（stress-related growth）という研究領域も一九九〇年代から見られていた（Schaefer & Moos, 1992）。この領域では、危機的状況により社会的資源が増加すること、つまり不安や恐怖について話すことでより深い周囲との関

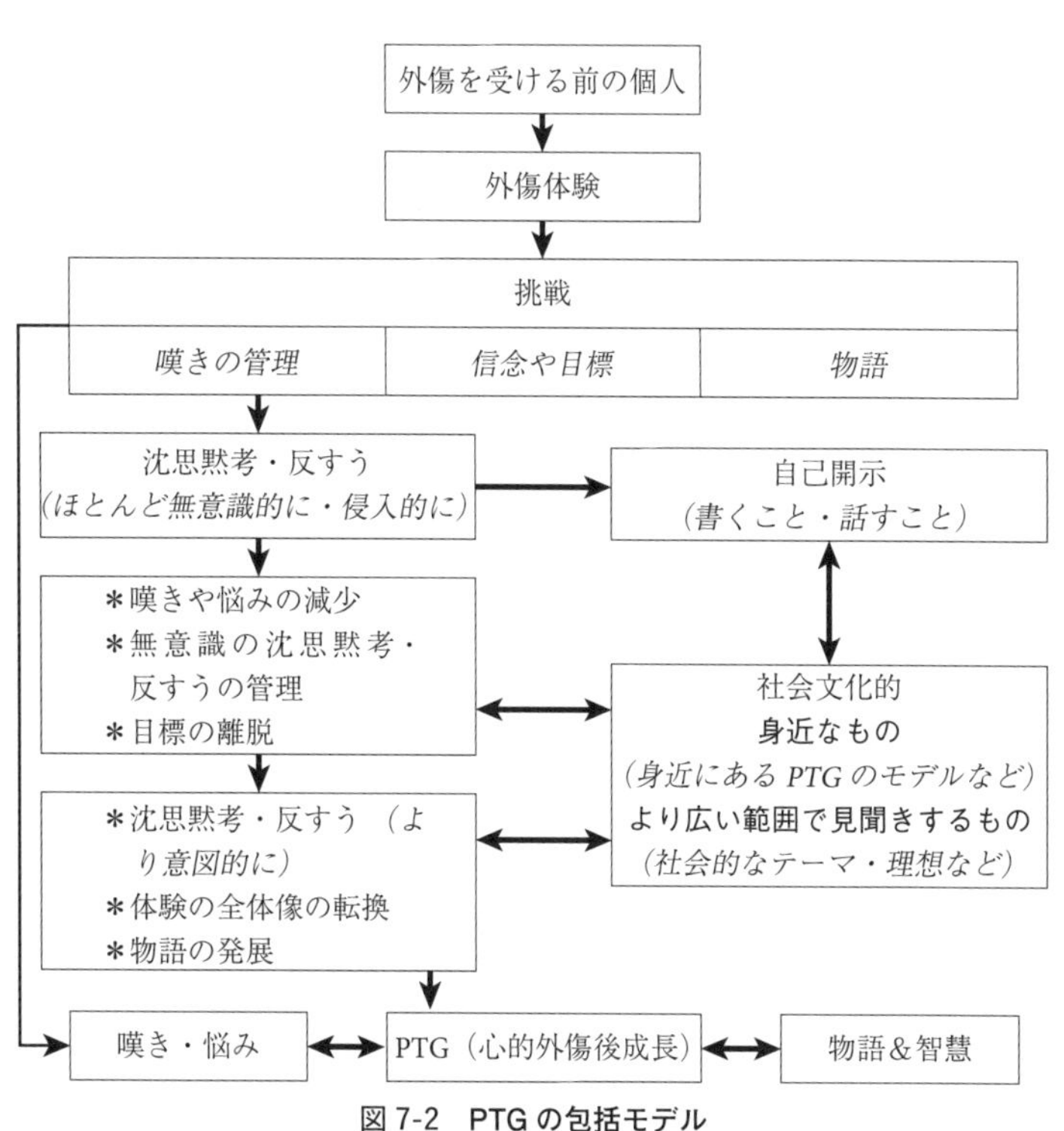

図7-2　PTGの包括モデル

（出典）Calhoun & Tedeschi（2006）; 近藤（2012）より作成。

係を築くことができること、個人的資源が強化されること、つまり「認知及び知性の分化、自己信頼感と自己理解の発達、共感性及び愛他性の発達、そして基本的価値観や優先事項のポジティブな変容」などがあるとされる。第三には、そのことによって新たなコーピングスキルが獲得されることが想定されている（宅、二〇一〇）。

この図を見ると、大きな出来事に遭遇することで内的な変化が生じ、そのことで嘆いたり、信念や目標に揺らぎを抱えていることを

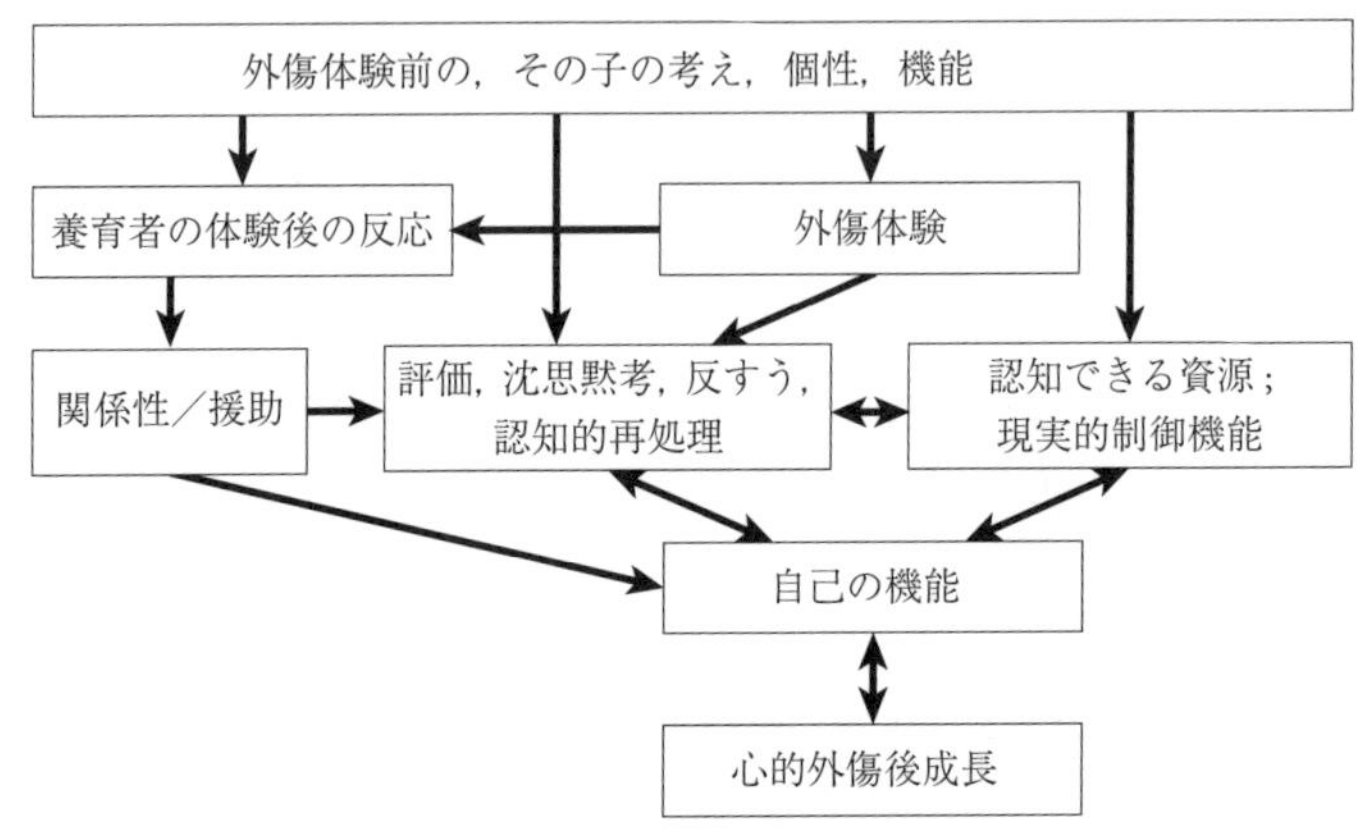

図 7-3　子どもの PTG の仮説モデル

（出典）　Kilmer（2006）; 近藤（2012）より作成。

語りつつ、考えるフェーズに至る。はじめは意図せずに考えが生じるが、少しずつ嘆きや悩みが減っていくと、意図的に考えるフェーズに至り、体験の全体的な意味を考え、新しいストーリーが紡がれ、PTGに至ると考えられている。

　子どもについては図7－3のようなモデルが仮定されている。なかでも、近藤はトラウマティックな体験後の養育者の反応が重要であることを強調している。養育者側が穏やかであり、良好な親子関係を保ち、悲嘆やストレスに対して上手に対応できることを重視している。これらは先述の逆境体験の保護・代償要因の存在と通じるものであるといえるだろう。

　PTGの感覚は時間的に変化する揺らぎのあるものであるが、宅（二〇一二）によるとアメリカのPTG研究はその成長が「本物」か「錯覚」か、「認知」的か（本人しかわからないか）、「行動」的か（他者からもわかるか）という二次元からとらえることがあり、PTGが幻想であるという指摘もあるようだ（Frazier et al.,

2009)。

苦しみを乗り越えて成長したというクライエントの振り返りに触れると、治療者としてはその人の強さやその様子に大きくこころを動かされる。ただし、注意しておかなければならないのは、なぜか「トラウマティックな体験をした人がそれを乗り越えて成長した」という美談が繰り返し描かれやすいことだ。トラウマティックな出来事に遭遇した人に対して、PTGに導くように支援者やまわりが無理をさせることには注意が必要である。「あなたも乗り越えよう」「成長しよう」と支援者から言われたらどのような気持ちになるだろうか。「トラウマティックな出来事→成長」という図式は、現象のプロセスの一つとしてありうるが、時間をめぐる発達精神病理学の考えかたを援用するならば、トラウマティックな出来事を発端としたプロセスはほかにもありうるはずである。プロセスの記述が転じて、「トラウマティックな出来事から予測でき、目指すべきよい事象」として成長が強調して描かれるのは、間違っているはずだ。これも自然主義的誤謬（第6章）の一つとはいえないだろうか。

障害受容からの自由

見渡すとこうした誤謬は、時間を追って人を眺めていくことと切っても切り離せないのかもしれない。

次のような事例にもよく出会うかもしれない。

Cl.：あまりに息子が小学校でうまくいかないので、小児科に連れていってみたんです。そうしたら検査をすることになり、自閉スペクトラム症と診断されました。この先のことが思いもよらない方向に決められた気がして、戸惑いしかありませんでした。

信じられない。信じたくない。なかったことにしたい。なんで自分なんだ。どうにもならない。大きくて動かしづらそうな現実である「障害」が自分や身のまわりにあるように見えると、戸惑うのは当然のことであるし、それを受け入れる、つまり受容することは勇気のいることである。

受容についての有名な理論を唱えたのは、アメリカの精神科医エリザベス・キューブラー＝ロスである。終末期研究を開拓するなか、死の受容過程の五段階モデルは、死にゆくやまいにある患者がたどるプロセスを患者の例から明らかにしている。第一段階の「否認」は死にゆく運命にあることはわかるが、それを気持ちの面で信じることができない。頭ではわかろうとするが、気持ちがついてこない。「戸惑いに似た感覚で、事実を前に否認している姿を周囲が見ると孤立を生むこともある。第二段階の「怒り」では、死にゆくことは理解しつつも、なぜ自分が死ななければいけないのか、なぜ他人間ではないのだ、という怒りを帯びてくる。それが、第三段階の「取り引き」になると、次からまじめに節制するから今回だけは許してほしい、自分を生きながらえさせてほしい、と秘かに神にお願いするような段階を迎える。しかし、やまいが深刻になってくるとこんな秘かな願いがかなえてもらえないことをひしひしと自分の体調から実感するようになり、第四段階の「抑うつ」の時期を迎え、落ち込むことになる。最後の「受容」において、自分のやまいや今後のことを受け入れ、自分の人生を歩んでいくのだ（キューブラー＝ロス、一九七一）。全員が受容の段階に至るわけではないし、途中の段階に留まったり、行きつ戻りつしたり、あるいはある段階を経験しない場合もありうるが、このプロセスモデルは、身体障害や知的発達症だけでなく、神経発達症、高次脳機能障害、統合失調症など、慢性的な経過をもつやまいについて障害受容をテーマとした研究がなされている。そして、日本の臨床現場ではこのキューブラー＝ロスの五段階モデルは大きな影響をもっており、動かし難い現実である障害を患者や家族が受け入れる、というストーリーが治療や支援の中で描かれやすいようだ。

『障害受容からの自由』（田島、二〇一五）というショッキングな題名の本は、精神障害に限らず、身体障害や知的発達症などの当事者や家族は障害受容を迫られることを紹介している。障害受容とは「あきらめでもなく居直りでもなく、障害に対する価値観（感）の転換であり、障害を持つことが自己の全体としての人間的価値を低下させるものではないことの認識と体得を通じて、恥の意識や劣等感を克服し、積極的な生活態度に転ずること」（上田、一九八〇）である。

急性麻痺が生じるギラン・バレー症候群という難病の一例（岩井、二〇一五）を紹介しよう。リハビリ病院においてはスタッフから機能回復に対する励ましや取り組みへの評価が得られ、発症からインテンシブな治療を受けて回復しつつある実感を抱いていたが、リハビリ病院から障害者更生施設へ移ることになると様子が変わってきた。「障害があったって、生活を楽しむことはできるよ」「もう貴方は十分良くなったんだから、（障害があっても）できることのなかに、面白いと思うことを見つけないと」「障害があるからこそ、見えてくるものもあると思う」といった、機能障害があることを認めたうえでの「積極的な」態度を求められるようになった。さらに、「貴方は障害者を『特別な人』だと思っているのではないか」という人もいたが、これは障害に対する差別意識が根底にあって障害を受け入れられていない人であるかのようにスタッフから見なされていたのではないか、と岩井阿礼は回想している。筆記具を使えるようになりたいという熱心なリハビリの取り組みは、大学教員である岩井が障害による行動を改善させたいところからきているはずだが、障害にスティグマがあって障害から逃れようとしているように見なされてしまうのだ。障害受容という概念自体は一九五〇年代にはアメリカの心理学界に現れはじめたが、受容できていない患者を批判するような誤解や誤用にもつながっている（上田、二〇二〇）。ここでも心理的プロセスの記述が、予測できる目指すべき事象のように扱われているようだ。死の受容を論じたキューブラー＝ロスにおいても、患者を受容に導くことを求めているわけではない。

こうしたことが起きるのは、専門家側のほうに「その障害は変化・改善しづらい」という経験やエビデンスによる予測があって、患者が行動の改善を求め続けることとコンフリクトを起こすからだろう。そのため、変化・改善をしづらいということをいったん認めてほしいという意味合いから、ラベルを受容することが求められるように思える。ただし、それは予測であり、次の瞬間に何が起こるか誰も明確には言えない。やってみなければわからない面もたしかに残っている。実際、岩井は障害者用の装具の訓練に誘われたが、自身でリハビリを行い、回復を実感している。ただし、あまり可能性のないことに対して、支援側のリソースを使いすぎることも問題であるため、複雑な意思決定が必要なことであると痛感する。

これまで見てきてわかることは、障害のもたらす不都合な現象の総計、それを障害として診断名やラベルで呼ぶこと、そしてそれを受け入れるという三つの段階は別の次元のことということである。患者がラベルを受け入れていなくても不都合な現象への介入はできるはずだし、逆に受け入れていたからといってもうまくいくわけではない。さらに、この段階を経るごとに抵抗感が生じることにも留意が必要である。「その人＝障害」という扱いを周囲から受け、人としての自然な改善へ願いが無視されるとしたら、自分の氏名が上書きされるかのような大きな出来事になるはずだ。本人の視点とは関係なく、専門職として「……すべき」という感情が生じたり、個別性を軽視したりする危険性があることを自覚しておきたい。青木（二〇一二a）は、子どもや青年を診断や病名から見ることによって見失いやすいものとして、その人の喜びや楽しみ、長所や短所、日々の生活、思い出、これからの夢や希望などを挙げているが、これはすべての人間にもいえることだと思う。

やまいの意味

Cl.：「気分が落ち込んでしまうんです。なんだかつらいんです。」

——そういえば小さい頃、母が同じようなことを言っていたのを思い出した。母ならどう思うのかなと母親を重ねてみることが増えた。そうすると、自分に新しい感覚が起こってくる。気分の落ち込みは少しあるけど、母のことを思い出すと、いまではあまり気にならなくなった。

これまでの生活を振り返ってみると、環境との相互作用によってこころのやまいが軽快や寛解を繰り返していくだけでなく、その現象に対する個人的で主観的な意味づけが並走していることは多いし、その意味づけによって現象自体も変化することがある。こうした個人の意味づけを重視するありかたは社会構成主義と呼ばれており、医療における方法としてナラティヴベイストメディシン（NBM）が提唱されている。斎藤（二〇一六）によれば、NBMとは「病いを、患者の人生と言う大きな物語の中で展開する一つの『物語』であるとみなし、患者を『物語を語る主体』として尊重する一方で、医学的な疾患概念や治療法もあくまでも一つの『医療者側の物語』として捉え、さらに治療とは両者の物語をすり合わせる中から『新しい物語』を創り出していくプロセスである、と考えるような医療」である。

ここで、抱井（二〇一五）をもとに、こころのやまいという社会的な実在（リアリティ）のありかたについて整理してみよう。このありかたには二つの前提があるといえる（表7－1）。一つは解釈することで意味が出てくる類のもので、社会的に構成され、多元的なさまざまな実在がありうる立場である。もう一つは発見する類の実在であり、社会的に構成されるのではなく実在として存在しているとする立場である。前者が社会構成主義であり、後者がポスト実証主義という立場である。その存在をどのように知ることができるのか、つまり認識論的にいえば、前者は他者との相互の影響関係の中で知ることができるのに対し、後者は唯一のリアリティがあるという前提の上で、できるだけ「客観的」に自分とは独立した存在を発見しようとする（方法論は研究での測定や記述の仕方であるのでここでは割愛する）。

自分の身に起こっているこころのやまいの体験を振り返れば、この二つが同時に存在していること

表 7-1　ポスト実証主義と社会構成主義の哲学的前提の比較

	ポスト実証主義	社会構成主義
存在論	調査する側の視点と独立して，一つの「客観的リアリティ」が存在する。そのため研究者の使命は，その客観的リアリティを発見するところにある。	リアリティは社会的に構成される。したがって，人にはそれぞれ異なるリアリティが存在する。研究者の使命はリアリティを「発見」するのではなく，社会的に構成された複数のリアリティの「意味解釈」をするものである。
認識論	研究の対象と研究者は完全に独立した存在であるとされる。研究者の理論，仮説，これまでの知識が対象の観察に影響を与えると認めた上で，より「客観的」になろうとする態度を重視する。	研究者と研究対象者は互いに影響し合う関係にある。したがって，研究者はより人間相互間の関係（敬意をもって交渉された，相互に学び合う関係）を重視した中でデータを収集する。
方法論	自然科学の実験法（「客観性」を重視した厳格なデータ収集と分析）を社会科学にあてはめようとする。人間を対象とする社会科学では，被験者の無作為割付の難しさなどから自然科学的な純粋な実験は不可能であるため，準実験計画法を使って実験を行う。質的研究法もこのパラダイムで使用できないわけではないが，量的研究法が一般的な研究方法である。	調査的面接，観察，文書分析などがこのパラダイムの枠組みにおける典型的な調査方法で，次のような特徴をもつ。①複数のデータ源から情報を時間をかけて収集し，②調査中，尋ねる質問が時間の経過とともに変化することを許容し（プロセス重視），③調査対象の文脈に関する情報を詳細に報告し（調査対象者と取り巻く環境を包括的に把握），④調査対象者の視点から，ある事柄を説明・理解することを調査の目的とする。

（出典）　抱井（2015）より作成。

を理解するのはそれほど難しくない。しかし、厳密に学問的に定義すると相容れない印象が漂う。なぜなら、唯一の答えと多元的な答えが共存する世界であるからだ。この二つのパラダイム間の論争は一九九〇年代に落ち着いたものの、その頃でも「ポスト実証主義」と「構成主義などのその他の世界観」の「"either-or"」、つまり、いずれか一つだけを選択するように迫られている感覚や、相対する視点を一切認めない姿勢に居心地の悪さすら抱いたことを抱井（二〇一六）は混合研究法の文献の中で述べている。そして、「"both-and"」、つまり、どちらも、となぜ考えることができないのか不思議に感じたという。この不思議さに共感を覚えるかたも多いことだろう。アバス・タシャコリとチャールズ・テドリー（Tashakkori & Teddlie, 1998）は、パラダイム論争の非生産性について言及している。

ＥＢＭはポスト実証主義、ＮＢＭは社会構成主義にあたるが、この二つを上手に統合して使っていくために、斎藤（二〇一六）は三つの方向性を論じている。一つ目は、「ＥＢＭの実践にＮＢＭ（対話）を取り込む」である。患者との対話を重視し、意見のすり合わせをして決定をするのがＥＢＭである。そこには問題解決のためのエビデンスが不足していることもあるし、エビデンスが即治療法の決定とはならない。そもそも十分にＮＢＭの様相をもっているといえる。以上のように、ＥＢＭはＮＢＭを内包するものと考えられている。二つ目は、「ＮＢＭの実践にＥＢＭ（エビデンス情報）を取り込む」においては、医療者側の物語であるエビデンスを唯一の真実として押しつけるのではなく、それを話題に取り込みつつ話を続け、最終的に浮かび上がってきた物語に基づいて意思決定を行うことになる。三つ目は二つ目に似ているが「スタンスとしてのナラティブ、ツールとしてのエビデンス」である。エビデンスを唯一の真実とはせずに、対話の中で出すことのできるツールとして使用する。またナラティブ的なスタンスをもって、医療者側の物語にこだわらず「中立的な好奇心（無知の姿勢）」をもって患者と接する。以上のことを踏まえると、もともとNBMはEBMから派生してきていることもあり、共有する部分は多いので、先の存在論的な厳密性を追い求めるのでなければ、緩やかに両立する路があるといえる。

病気からの解放／病者としての解放

長い時間を視野に入れてみると、やまいをもつという苦しみには二つの層があるように見えてくる。一つはたんに不都合な現象や苦痛をもっているということであり、自己認識をとくに含まない。落ち込んだり、やる気がなくなったり、眠れなかったり、という不都合であり、心理学的にいえば行動的な側面とか症状による苦しみであるといえるだろう。この場合に当事者が望むのは苦しみを生んでいるやまいをなくすことであり、「病気から解放される」ことを望んでいるといえる。この場合は、その現象の生起・維持メカニズムに沿って変容を生じさせることが合理的に見える。この基礎にあるのがポスト実証主義的なありかたである。

もう一つはそうした不都合な現象や苦痛をもっているということが自己認識に大きく関わっており、長い時間つき合ってきたなかからやまいに関する自己認識の語りが生じ、自己を構成しているというものである。やまいに苦しむ面もあるだろうが、やまいをもっていることで自己が苦しんだり、自己が脅かされたりするという側面が強い層である。

患者が「病気からの解放」に力点を置いている場合、患者の自己への共感をことさら強調する治療者には、切迫感をわかってもらえない感じが生じるかもしれない。あるいは患者が後者に力点を置いている場合、生活上の困りごとをいくら解決しようと技法を奮っても、傷ついた自己は癒されることがない。動かしづらいやまいの存在やその語りが自己を傷つけるなら、やまいは残りつつも解放されるという意味で「病者としての解放」という方向性があるかもしれない。たとえば「この病気があったからこそいまの自分がある」「この病気は私に大切なことを教えてくれた」という視点の展開が生じており、気持ちが救われている患者はたしかにいるのだ。ただし、この場合もプロセスの記述であり予測モデルでないため、目指すべきものと掲げると患者が窮屈になる。

先述の障害受容を例に挙げると、岩井当人は前者の苦しみをもっていたため、病気からの不都合をなくそうとした。すなわち「病気からの解放」を求めていた。こうした解放が達成されると、「この病気が治ってよかった」「動かないからだが動くようになって嬉しかった」という語りになる。それに対して、支援者のほうは後者の苦しみを岩井が抱えていると見なし、それを岩井が受け入れ、障害者としての行動の中で新たな展開を望んでいたといえる。本章で扱った支援者にとっての障害受容とは「病者としての解放」という方向性を患者に期待することと言い換えることができるのかもしれない。

最後に――変容とは

――僕は病気ではないか――
――私は異常かもしれない――
――やっぱり私は変なのだ――

この章の時間という切り口だけでなく、本書ではさまざまな視点からこころのやまいという現象について考えてきた。自分や他者の症状にくっつきがちの価値観をいったん棚上げしてみる体験はいかがだっただろうか。どのようなことが見えてきただろうか。そして、それはあなたという人物や生活について何を物語っていただろうか。ここに再掲したフレーズのようなことを以前に感じていたのなら、どのようなフレーズに変わったのだろうか。あるいは変わらなかったのだろうか。つけ加わったものがあるとしたら、どのようなことがつけ加わったのだろうか。

ここまで取り組んできたあなたは、自分はこのままではいられない、自分は変わらなければならない、と繰り返し感じていたのかもしれない。あるいは、自分はこのままでいい、自分は変わらなくてもいい、と自問自答していたのかもしれない。最後に変容についての優しい考えかたを共有したい。臨床家向けの事例検討会においてある精神科医が語った一節である。

「いろいろ治療者と話し合ったり、また、もう一度思い返したりするうちに、過去への見方が変わってくる。変わってきた時に、皆さん心掛けてほしいのは、変わる前の見方、過去についての価値判断や評価、母親の取った行動について、母親と自分との関係について、父親の行状について、父親と自分との関係についての、あるいは、自分がその時に行なった決断についての、意味づけの取り扱いです。そうしたものが、話し合いのうちに変わってくる。変わる時は、いろいろな考えも変わってくる。その時に、皆さんにいつも気をつけてほしいのは、この新しい見方にすっかり変わってしまって、以前の見方が消えてしまう、ということがないように、ということです。

こういうふうに見れるけれども、またこういうふうにも見れる。そして、できることなら、以前の物の見方になっていた事情、いきさつ、あんなふうに、あるいは思っていたいきさつについて、『なるほど、ああいうふうに見えたのも一理ある。自分が、ずっと父親を恨み続けていた、母親を恨み続けていたということは、まぁ、行き過ぎてはいたけど、やっぱり、あの時点の自分のあり方、そして、その後の自分のあり方からして、無理のない一面もあったね』というふうに、そういう見方を維持してきた自己に対して、現在の自己が、理解し受容するような心境になるように、導いていくことが、精神療法のコツなのです。過去の私は振り捨ててなんて、なんだか企業戦士みたいにならないで、過去の自分も生かしてやるような心、になるのがよいのです。

そうなることで何が起こってくるかというと、一つの事象を、ああいう見方もできる、こういう見方もできるということは、一つの事象を、多様な角度から考え、しかも、それぞれの考えが他を排することなく、排他的にならずに共存し得る余裕というかな、柔らかさが育ってくることが、実は、我々が願っている治療像なのよ。（中略）いろんな多様な見方を、保持し得るようになっていくのが目標だ、と思っていて下さい。」

（神田橋、二〇〇〇）

あとがき

　こころのやまいにひかれてこの世界に入った私は、認知行動療法を専門としている。これまでエビデンスのある治療法でも治療関係をいかに築くのかが非常に重要であることを実感してきた。また症状を減らすことがニーズに沿わないなど、こころのやまいについて広い考えかたが要求されていることを痛感してきた。しかし、個々の研修会や本は一つの有用な立場を提示しているものの、その立場をとることで他の繊細な視点が失われるように感じることも多かった。学ぶことで得られるものと失うものの間でバランスをとるには、クライエントとの関わりの中で「これでいいのか」と自問自答をしつつ、何かが少しずつ積まれていくのを待たざるをえなかった。

　本書は自分や他者を理解するための答えではなく、問いである。こころのやまいへの考えかたにはじつにさまざまな視点があり、それらを集めて論じる試みが本書である。これらのことは、臨床心理学、たとえば認知行動療法や実証に基づく心理的支援を実践するために直接は関係がないように見えるが、こうした知識やものの見方は、いわば「教養」と呼ばれる性質のものとして意義深いのではないか、と執筆を終えて振り返っている。大学における教養課程は臨床心理学のために編成されているわけではなく、また、興味のないところの視野が自動的に補われることはない。教養だけで人を助けることは不可能だが、人間の多様性を知ることは臨床に不可欠である。そして、その多様性に触れるために不可欠の教養は、心理的支援の非常に重要な調整要因であると思う。

こころのやまいとそれを取り巻くものの像をなぞっていくなかで、全体像に近づいていく予感がしたのは非常に楽しかったが、正直にいって不勉強を強く恥じることのほうがはるかに多かった。書きはじめてから深く知ることが多かったかもしれないし、定説に触れていないところや、トピックをかなり大胆に選び、わかりやすさのためにおおづかみに説明したところは、かえってわかりづらかったかもしれない。しかし、最初から決めつけずに眺めてみる視点が加われば、多様性にフィットした臨床に近づくものと期待している（派手さは少なくなるだろうか）。こころのやまいの研究をするかたには異なる角度からの展開に活かし、この本の次を研究でつくっていただけたらと願っている。

この本をまとめはじめたあと、二〇一六年には四四年ぶりに国際心理学会が日本で開催され、二〇一七年には半世紀もの間の心理職の悲願であった国家資格（公認心理師）が成立し、二〇一八年には養成システムが始動した。日本の心理学が大きく変化する流れにおおいに巻き込まれ、この春まで発刊が遅れてしまった。しかし、学部と院の六年間の心理師養成システムを走り抜けた第一期の大学院生たちと一緒に社会に出ることになったのは、何かの縁だと思いたい。

私が異常心理学（精神病理学）に携わるきっかけをくださった丹野義彦先生（東京大学名誉教授）といつも刺激をくださる丹野研関係者の先生がた、目の前を照らし続けてくださる異常心理学研究会の先生がた、面白い研究を一緒にしてくれる大阪大学のゼミ生たちに感謝したい。何よりちとせプレスの櫻井堂雄社長には八年もの間、辛抱強く、かつ温かく支えていただいた。本当に長い間ありがとうございました。

最後に、奇しくも *The Journal of Abnormal Psychology* 創刊のちょうど一〇〇年後の日に式を挙げた妻、こころの世界の広さに目を開かせてくれる長女と長男にも感謝したい。

Psychiatry, 13(5), 387-394.

Wong, E. H. F., Yocca, F., Smith, M. A., & Lee, C.-M. (2010). Challenges and opportunities for drug discovery in psychiatric disorders: The drug hunters' perspective. *The International Journal of Neuropsychopharmacology, 13*(9), 1269-1284.

Yalom, I. D. (1980). *Existential psychotherapy*. Basic Books.

吉野聡 (2013).『「現代型うつ」はサボリなのか』平凡社

Zimmerman, M. A. (2013). Resiliency theory: A strengths-based approach to research and practice for adolescent health. *Health Education & Behavior, 40*(4), 381-383.

adversity on adolescent risk behaviors and mental health: Stability and transition in family adversity profiles in a cohort sample. *Development and Psychopathology*, *32*(2), 437-454.

Wakefield, J. C. (1992). The concept of mental disorder: On the boundary between biological facts and social values. *American Psychologist*, *47*(3), 373-388.

渡邊衡一郎 (2013).「精神科外来臨床における非薬物療法的アプローチの位置づけと期待――うつ病を例に」『総合病院精神医学』*25*(3), 262-267.

渡辺俊之・小森康永 (2014).『バイオサイコソーシャルアプローチ――生物・心理・社会的医療とは何か？』金剛出版

渡邊芳之 (2013).「パーソナリティ概念と人か状況か論争」日本パーソナリティ心理学会企画，二宮克美・浮谷秀一・堀毛一也・安藤寿康・藤田主一・小塩真司・渡邊芳之編『パーソナリティ心理学ハンドブック』（pp. 36-42）福村出版

Watson, D. (Ed.). (2006). Editorial: Into the second century. *Journal of Abnormal Psychology*, *115*(1), 1-4.

Watson, D., Clark, L. A., & Tellegen, A. (1988). Development and validation of brief measures of positive and negative affect: The PANAS scales. *Journal of Personality and Social Psychology*, *54*(6), 1063-1070.

Watson, J. D., & Crick, F. H. C. (1953). Molecular structure of nucleic acids: A structure for deoxyribose nucleic acid. *Nature*, *171*, 737-738.

ウォッターズ，E.，阿部宏美訳 (2013).『クレージー・ライク・アメリカ――心の病はいかに輸出されたのか』紀伊國屋書店

Weinberg, R. A. (1989). Intelligence and IQ: Landmark issues and great debates. *American Psychologist*, *44*(2), 98-104.

Wessely, S.・Everitt, B. S.，中川敦夫・米本直裕訳，樋口輝彦・山田光彦監訳 (2011).『ロンドン大学精神医学研究所に学ぶ 精神科臨床試験の実践』医学書院

Wilson, D. S., Clark, A. B., Coleman, K., & Dearstyne, T. (1994). Shyness and boldness in humans and other animals. *Trends in Ecology & Evolution*, *9*(11), 442-446.

Wittkower, E. D., & Rin, H. (1965). Transcultural psychiatry. *Archives of General*

樽味伸 (2005).「現代社会が生む“ディスチミア親和型”」『臨床精神医学』*34*(5), 687-694.

Tashakkori, A., & Teddlie, C. (1998). *Mixed methodology: Combining qualitative and quantitative approaches* (Applied Social Research Methods, Vol. 46). Sage.

Teicher, M. H., Anderson, C. M., & Polcari, A. (2012). Childhood maltreatment is associated with reduced volume in the hippocampal subfields CA3, dentate gyrus, and subiculum. *Proceedings of the National Academy of Sciences*, *109*(9), E563-E572.

The BMJ ウェブサイト Too much medicine. http://www.bmj.com/too-much-medicine

Thornicroft, G., Rose, D., Kassam, A., & Sartorius, N. (2007). Stigma: ignorance, prejudice or discrimination? *The British Journal of Psychiatry*, *190*(3), 192-193.

Tinbergen, N. (1963). On aims and methods of ethology. *Zeitschrift für Tierpsychologie*, *20*(4), 410-433.

Tolin, D. F., McKay, D., Forman, E. M., Klonsky, E. D., & Thombs, B. D. (2015). Empirically supported treatment: Recommendations for a new model. *Clinical Psychology: Science and Practice*, *22*(4), 317-338.

Uchino, B. N. (2006). Social support and health: A review of physiological processes potentially underlying links to disease outcomes. *Journal of Behavioral Medicine*, *29*(4), 377-387.

上田敏 (1980).「障害の受容――その本質と諸段階について」『総合リハビリテーション』8, 515-521.

上田敏 (2020).「特別寄稿『障害の受容』再論――誤解を解き，将来を考える」*The Japanese Journal of Rehabilitation Medicine*, *57*(10), 890-897.

VandenBos, G. R. (Ed.). (2007). *APA dictionary of psychology*. American Psychology Association.（繁桝算男・四本裕子監訳, 2013『APA 心理学大辞典』培風館）

VanderWeele, T. J. (2019). Principles of confounder selection. *European Journal of Epidemiology*, *34*(3), 211-219.

フォン・ベルタランフィ，L.，長野敬・太田邦昌訳 (1973).『一般システム理論――その基礎・発展・応用』みすず書房

Wadman, R., Hiller, R. M., & St Clair, M. C. (2020). The influence of early familial

——真実を見抜く批判的思考』誠信書房
Stevens, R. B. (1947). Racial aspects of emotional problems of Negro soldiers. *American Journal of Psychiatry*, *103*(4), 493-498.
Strauss, M. E. (1995). Editorial. *Journal of Abnormal Psychology*, *104*(4), 555-557.
Sue, D. W., Arredondo, P., & McDavis, R. J. (1992). Multicultural counseling competencies and standards: A call to the profession. *Journal of Multicultural Counseling and Development*, *20*(2), 64-88.
菅原ますみ (2004).「前方向視的研究からみた小児期の行動異常のリスクファクター——発達精神病理学的研究から」『精神保健研究』*17*, 7-15.
菅原ますみ (2019).「小児期逆境体験とこころの発達——発達精神病理学の近年の研究動向から」『精神医学』*61*(10), 1187-1195.
菅原伶奈・東菜摘子・大賀真伊・滝沢龍 (2022).「子ども期の逆境体験に対する保護的体験についての研究の現状と展望」『東京大学大学院教育学研究科臨床心理学コース紀要』*45*, 61-67.
鈴木孝・栗山七重・佐々木淳 (2022).「心理面接におけるクライエントの選好に関する検討——日本語版 Cooper-Norcross Inventory of Preferences（C-NIP）の開発」『日本心理療法統合学会第 2 回学術大会発表論文集』
田島明子編 (2015).『障害受容からの自由——あなたのあるがままに』シービーアール
滝川一廣 (2017).『子どものための精神医学』医学書院
宅香菜子 (2010).『外傷後成長に関する研究——ストレス体験をきっかけとした青年の変容』風間書房
宅香菜子 (2012).「アメリカにおける PTG 研究——文化的観点から」近藤卓編『PTG 心的外傷後成長——トラウマを超えて』（pp. 170-182）金子書房
田中博子・荒木田美香子 (2019).「医療者の Cultural Sensitivity の概念分析」『日本看護科学会誌』*39*, 221-226.
丹野義彦 (2017).「ビッグ 5 カウンセリング——性格 5 因子はこんなに臨床に役に立つ」公認心理師 世界の大学を歩く 丹野義彦のページ http://tannoy.sakura.ne.jp/big5counselling.pdf
丹野義彦・石垣琢麿・毛利伊吹・佐々木淳・杉山明子 (2015).『臨床心理学』（New Liberal Arts Selections）有斐閣

Schechter, D. S., Zygmunt, A., Trabka, K. A., Davies, M., Colon, E., Kolodji, A., & McCaw, J. E. (2007). Child mental representations of attachment when mothers are traumatized: The relationship of family-drawings to story-stem completion. *Journal of Early Childhood and Infant Psychology, 3*, 119-141.

Seeman, T. E. (1996). Social ties and health: The benefits of social integration. *Annals of Epidemiology*, *6*(5), 442-451.

Seligman, M. E. P. (2011). *Flourish*. Simon & Schuster.

千住淳 (2014).『自閉症スペクトラムとは何か──ひとの「関わり」の謎に挑む』筑摩書房

清水栄司・佐々木司・鈴木伸一・端詰勝敬・山中学・貝谷久宣・久保木富房 (2014).「『不安障害』から『不安症』への病名変更案について」『不安障害研究』*5*(2), 116-121.

下山晴彦 (2002).「臨床心理学における異常心理学の役割」下山晴彦・丹野義彦編『異常心理学Ⅰ』(講座臨床心理学 3, pp. 21-40) 東京大学出版会

ショーター，E.，江口重幸・大前晋監修 (2016).『精神医学歴史事典』みすず書房

Simpkin, A. L., & Schwartzstein, R. M. (2016). Tolerating uncertainty: The next medical revolution? *The New England Journal of Medicine*, *375*(18), 1713-1715.

Slade, M. (2010). Mental illness and well-being: The central importance of positive psychology and recovery approaches. *BMC Health Services Research*, *10*(1), Article 26.

Smith, R. (2001). Why are doctors so unhappy? There are probably many causes, some of them deep. *British Medical Journal*, *322*(7294), 1073-1074.

Society of Clinical Psychologyウェブサイト Psychological treatments. https://div12.org/treatments/

Spielman, R. M., Jenkins, W. J., & Lovett, M. D. (2020). *Psychology 2e*. https://openstax.org/details/books/psychology-2e

Spikins, P., Wright, B., & Hodgson, D. (2016). Are there alternative adaptive strategies to human pro-sociality? The role of collaborative morality in the emergence of personality variation and autistic traits. *Time and Mind*, *9*(4), 289-313.

スタノヴィッチ，K. E.，金坂弥起監訳 (2016).『心理学をまじめに考える方法

Journal, *326*, Article 1363.

Ryff, C. D. (1989). Happiness is everything, or is it? Explorations on the meaning of psychological well-being. *Journal of Personality and Social Psychology*, *57*(6), 1069-1081.

斎藤清二 (2016).『医療におけるナラティブとエビデンス —— 対立から調和へ〔改訂版〕』遠見書房

Sameroff, A. J., & MacKenzie, M. J. (2003). Research strategies for capturing transactional models of development: The limits of the possible. *Development and Psychopathology*, *15*(3), 613-640.

佐々木淳 (2016a).「臨床心理学の研究動向と課題 —— 知を伝えることと受け止めることの観点から」『教育心理学年報』*55*, 101-115.

佐々木淳 (2016b).「現象としての社交不安（第 3 回）—— 対人恐怖症は日本文化に固有の現象なのか」サイナビ！ http://chitosepress.com/2016/01/14/1002/

佐々木淳 (2022).「こころの支援の今 —— 公認心理師と臨床心理士」大阪大学大学院人間科学研究科臨床心理学研究分野企画，時代とともに生きる心理的支援　大阪大学人間科学部創立 50 周年記念「人間科学サミット 2022 in Osaka」

Sasaki, J., Sakamoto, S., Moriwaki, A., Inoue, K., & Ugajin, K. (2013). The recognized benefits of negative thinking/affect in depression and anxiety: Developing a scale. *Japanese Psychological Research*, *55*(3), 203-215.

佐藤徳・安田朝子 (2001).「日本語版 PANAS の作成」『性格心理学研究』*9*(2), 138-139.

佐藤雅浩 (2013).『精神疾患言説の歴史社会学 ——「心の病」はなぜ流行するのか』新曜社

Schaefer, J. A., & Moos, R. H. (1992). Life crises and personal growth. In B. N. Carpenter (Ed.), *Personal coping: Theory, research, and application* (pp. 149-170). Praeger.

Schaefer, J. D., Caspi, A., Belsky, D. W., Harrington, H., Houts, R., Horwood, L. J., Hussong, A., Ramrakha, S., Poulton, R., & Moffitt, T. E. (2017). Enduring mental health: Prevalence and prediction. *Journal of Abnormal Psychology*, *126*(2), 212-224.

パーソンズ，T.，佐藤勉訳 (1974).『社会体系論』青木書店

Patalay, P., & MacDonald, A. W. III (2022). New titles can give new perspectives: Reflections on language and equity in clinical science [Editorial]. *Journal of Psychopathology and Clinical Science, 131*(1), 1-3.

Paul, R. (1992). Critical thinking: What, why, and how. In C. Barnes (Ed.), *Critical thinking: Educational imperative* (pp. 3-24). Jossey-Bass.

Pedersen, P. (1990). The multicultural perspective as a fourth force in counseling. *Journal of Mental Health Counseling, 12*(1), 93-95.

Penke, L., Denissen, J. J. A., & Miller, G. F. (2007). The evolutionary genetics of personality. *European Journal of Personality, 21*(5), 549-587.

PLoS ONE ウェブサイト Disease mongering. http://collections.plos.org/disease-mongering

Post, R. M., & Weiss, S. R. (1998). Sensitization and kindling phenomena in mood, anxiety, and obsessive-compulsive disorders: The role of serotonergic mechanisms in illness progression. *Biological Psychiatry, 44*(3), 193-206.

Premack, D. G., & Woodruff, G. (1978). Does the chimpanzee have a theory of mind? *Behavioral and Brain Sciences, 1*(4), 515-526.

Price, J. (1967). The dominance hierarchy and the evolution of mental illness. *The Lancet, 290*(7509), 243-246.

Price, J. S., & Sloman, L. (1987). Depression as yielding behavior: An animal model based on Schjelderup-Ebbe's pecking order. *Ethology and Sociobiology, 8*(Suppl.) 85-98.

Pulkki-Råback, L., Kivimäki, M., Ahola, K. Joutsenniemi, K., Elovainio, M., Rossi, H., Puttonen, S., Koskinen, S., Isometsä, E., Lönnqvist, J., & Virtanen M. (2012). Living alone and antidepressant medication use: A prospective study in a working-age population. *BMC Public Health, 12*, Article 236.

Rao, U., Chen, L.-A., Bidesi, A. S., Shad, M. U., Thomas, M. A., & Hammen, C. L. (2010). Hippocampal changes associated with early-life adversity and vulnerability to depression. *Biological Psychiatry, 67*(4), 357-364.

Rose, D., Fleischmann, P., Wykes, T., Leese, M., & Bindman, J. (2003). Patients' perspectives on electroconvulsive therapy: Systematic review. *British Medical*

Current Biology, *22*(17), R712-R721.

Neuberg, S. L., Kenrick, D. T., & Schaller, M. (2010). Evolutionary social psychology. In S. T. Fiske, D. T. Gilbert, & G. Lindzey (Eds.), *Handbook of social psychology* (pp. 761- 796). John Wiley & Sons.

Nichter, M. (1981). Idioms of distress: Alternatives in the expression of psychosocial distress: A case study from South India. *Culture, Medicine, and Psychiatry*, *5*(4), 379-408.

日本うつ病学会 (2016).『日本うつ病学会治療ガイドライン――II. うつ病（DSM-5）/ 大うつ病性障害 2016』https://www.secretariat.ne.jp/jsmd/iinkai/katsudou/data/20190724-02.pdf

仁藤二郎・奥田健次・川上英輔・岡本直人・山本淳一 (2021).「精神科臨床における応用行動分析学の実践と研究」『行動分析学研究』*35*(2), 187-205.

野島那津子 (2013).「Medically Unexplained Symptoms にみる診断のポリティクス」『年報人間科学』*34*, 109-123.

脳科学辞典ウェブサイト https://bsd.neuroinf.jp/

野坂祐子 (2019).『トラウマインフォームドケア――“問題行動”を捉えなおす援助の視点』日本評論社

大芦治 (2016).『心理学史』ナカニシヤ出版

大井一高 (2022).「精神疾患と中間表現型間における遺伝的共通性と特異性」『日本生物学的精神医学会誌』*33*(1), 6-9.

岡野憲一郎 (2006).『脳科学と心の臨床――心理療法家・カウンセラーのために』岩崎学術出版社

岡野憲一郎 (2013).『脳から見える心――臨床心理に生かす脳科学』岩崎学術出版社

大塚郁夫 (2022).「網羅的ゲノムデータを用いた自殺行動の遺伝学的解明」『日本生物学的精神医学会誌』*33*(4), 207.

Paquola, C., Bennett, M. R., & Lagopoulos, J. (2016). Understanding heterogeneity in grey matter research of adults with childhood maltreatment—A meta-analysis and review. *Neuroscience & Biobehavioral Reviews*, *69*, 299-312.

パリス，J.，村上雅昭訳 (2017).『現代精神医学を迷路に追い込んだ過剰診断――人生のあらゆる不幸に診断名をつける DSM の罪』星和書店

41(3), 791-801.
諸富祥彦 (2022).『カウンセリングの理論 上巻：三大アプローチと自己成長論』誠信書房
モイニハン，R.・カッセルズ，A.，古川奈々子訳 (2006).『怖くて飲めない！――薬を売るために病気はつくられる』ヴィレッジブックス
村中直人 (2021).『ニューロダイバーシティの教科書――多様性尊重社会へのキーワード』金子書房
武藤崇 (2017).「対人援助学の方法論としての『二人称』の科学」『対人援助学研究』5, 1-12.
中井久夫 (1982).『分裂病と人類』東京大学出版会
中井久夫 (2004).「神経症圏の病気」中井久夫・山口直彦『看護のための精神医学〔第 2 版〕』(pp. 173-224) 医学書院
中山剛史 (2013).「精神病理学者ヤスパースから見たヘルダーリンとファン・ゴッホ――精神疾患における人間存在の『深淵性』」中山剛史・信原幸弘編『精神医学と哲学の出会い――脳と心の精神病理』(pp. 155-169) 玉川大学出版部
成田善弘 (2012).『精神療法の深さ――成田善弘セレクション』金剛出版
National Institute of Mental Healthウェブサイト Research Domain Criteria (RDoC). https://www.nimh.nih.gov/research/research-funded-by-nimh/rdoc
Nature (2010). A decade for psychiatric disorders. *Nature*, *463*, 9.
Nesse, R. M. (2015). Evolutionary psychology and mental health. In D. M. Buss (Ed.), *The handbook of evolutionary psychology* (pp. 903-927). John Wiley & Sons.
ネシー，R. M.，加藤智子訳 (2021).『なぜ心はこんなに脆いのか――不安や抑うつの進化心理学』草思社)
Nesse, R. M., Bhatnagar, S., & Ellis, B. (2016). Evolutionary origins and functions of the stress response system. In G. Fink (Ed.), *Stress: concepts, cognition, emotion, and behavior* (pp. 95-101). Academic Press.
ネシー，R. M.・ウィリアムズ，G. C.，長谷川眞理子・長谷川寿一・青木千里訳 (2001).『病気はなぜ，あるのか――進化医学による新しい理解』新曜社
Nettle, D., & Bateson, M. (2012). The evolutionary origins of mood and its disorders.

M. B., & Neppl, T. K. (2010). Evaluation of the interactionist model of socioeconomic status and problem behavior: A developmental cascade across generations. *Development and Psychopathology*, *22*(3), 695-713.

松見淳子 (2001).「米国における臨床心理学 —— Scientist-Practitioner Model 50 周年」『行動科学』*40*(2), 1-8.

松本友里恵・國本正子・尾崎紀夫 (2013).「うつ病発症と遺伝子／環境相互作用」『精神保健研究』*59*, 7-15.

Mealey, L. (1995). The sociobiology of sociopathy: An integrated evolutionary model. *Behavioral and Brain Sciences*, *18*(3), 523-599.

Menzies, R. E., Sharpe, L., & Dar-Nimrod, I. (2019). The relationship between death anxiety and severity of mental illnesses. *The British Journal of Clinical Psychology*, *58*(4), 452-467.

Menzies, R. E., Zuccala, M., Sharpe, L., & Dar-Nimrod, I. (2018). The effects of psychosocial interventions on death anxiety: A meta-analysis and systematic review of randomised controlled trials. *Journal of Anxiety Disorders*, *59*, 64-73.

Metzler, M., Merrick, M. T., Klevens, J., Ports, K. A., & Ford, D. C. (2017). Adverse childhood experiences and life opportunities: Shifting the narrative. *Children and Youth Services Review*, *72*, 141-149.

Mischel, W. (1968). *Personality and assessment*. Psychology Press.

三田村仰・武藤崇 (2012).「我が国における『エビデンスに基づく心理学的実践』の普及に向けて —— アクセプタンス＆コミットメント・セラピー（ACT）のセラピストをどのように養成していくべきか」『心理臨床科学』*2*(1), 57-68.

Monnat, S. M., & Chandler, R. F. (2015). Long-term physical health consequences of adverse childhood experiences. *The Sociological Quarterly*, *56*(4), 723-752.

Monroe, S. M., & Harkness, K. L. (2005). Life stress, the "kindling" hypothesis, and the recurrence of depression: Considerations from a life stress perspective. *Psychological Review*, *112*(2), 417-445.

Morey, R. A., Haswell, C. C., Hooper, S. R., & De Bellis, M. D. (2016). Amygdala, hippocampus, and ventral medial prefrontal cortex volumes differ in maltreated youth with and without chronic posttraumatic stress disorder. *Neuropsychopharmacology*,

(HiTOP): A dimensional alternative to traditional nosologies. *Journal of Abnormal Psychology*, *126*(4), 454-477.
キューブラー゠ロス，E.，川口正吉訳 (1971).『死ぬ瞬間』読売新聞社
久保田まり (2010).「児童虐待における世代間連鎖の問題と援助的介入の方略――発達臨床心理学的視点から」『季刊 社会保障研究』*45*(4), 373-384.
熊谷晋一朗 (2018).「知の共同創造のための方法論」熊谷晋一朗責任編集『当事者研究と専門知――生き延びるための知の再配置』（臨床心理学増刊第10号，pp. 2-6）金剛出版
熊倉伸宏 (2002).『面接法』新興医学出版社
久島周 (2022).「統合失調症と自閉スペクトラム症の連続性――ゲノムコピー数変異の観点から」『日本生物学的精神医学会誌』*33*(1), 2-5.
クイケン，W.・パデスキー，C. A.・ダッドリー，R.，大野裕監訳 (2012).『認知行動療法におけるレジリエンスと症例の概念化』星和書店
Leff, J., & Vaughn, C. (1980). The interaction of life events and relatives' expressed emotion in schizophrenia and depressive neurosis. *British Journal of Psychiatry*, *136*(2), 146-153.
Lilienfeld, S. O., & Basterfield, C. (2020). Reflective practice in clinical psychology: Reflections from basic psychological science. *Clinical Psychology: Science and Practice*, *27*(4), Article e12352.
Livesley, W. J. (1999). The implications of recent research on the etiology and stability of personality and personality disorder for treatment. In J. Derksen, C. Maffei, & H. Groen (Eds.), *The treatment of personality disorders* (pp. 25-37). Plenum Press.
Livesley, W. J. (2001). A framework for an integrated approach to treatment. In W. J. Livesley (Ed.), *Handbook of personality disorder: Theory, research, and treatment* (pp. 570-600). Guilford Press.
MacDonald, A. W. III, Goodman, S. H., & Watson, D. (2021). The *Journal of Psychopathology and Clinical Science* is the future of the *Journal of Abnormal Psychology*: An editorial. *Journal of Abnormal Psychology*, *130*(1), 1-2.
Marks, I., & Nesse, R. M. (1994). Fear and fitness: An evolutionary analysis of anxiety disorders. *Ethology and Sociobiology*, *15*(5-6), 247-261.
Martin, M. J., Conger, R. D., Schofield, T. J., Dogan, S. J., Widaman, K. F., Donnellan,

W. Davis (Eds.), *DSM-IV Sourcebook* (Vol. 3, pp. 933-941). American Psychiatric Association Publishing.

北中淳子 (2016a).「精神医学による主体化──精神療法とバイオロジーの人類学」鈴木晃仁・北中淳子編『精神医学の歴史と人類学』（シリーズ精神医学の哲学 2, pp. 161-193）東京大学出版会

北中淳子 (2016b).「語りに基づく科学──当事者／科学者の誕生」『現代思想』*44*(17), 184-195.

クラインマン，A.，大橋英寿・遠山宜哉・作道信介・川村邦光訳 (1992).『臨床人類学──文化のなかの病者と治療者』弘文堂

クラインマン，A.，江口重幸・五木田紳・上野豪志訳 (1996).『病いの語り──慢性の病いをめぐる臨床人類学』誠信書房

Klerman, G. L. (1990). The psychiatric patient's right to effective treatment: Implication of Osheroff v. Chestnut Lodge. *American Journal of Psychiatry, 147*(4), 409-418.

コーン，R.・ウィントロブ，R.，渡辺暁里・野田文隆訳 (2008).「精神科にかかる患者のアセスメントと治療における文化を理解し対処する能力（cultural competence）」『こころと文化』*7*(2), 114-125.

Komeda, H., Kosaka, H., Saito, D. N., Mano, Y., Jung, M., Fujii, T., ... & Okazawa, H. (2015). Autistic empathy toward autistic others. *Social Cognitive and Aaffective Neuroscience, 10*(2), 145-152.

近藤直司 (2015).『医療・保健・福祉・心理専門職のためのアセスメント技術を高めるハンドブック──ケースレポートの方法からケース検討会議の技術まで〔第 2 版〕』明石書店

近藤卓 (2012).「PTG とはなにか──誕生は命がけそして成長，生きることは PTG そのもの」近藤卓編『PTG 心的外傷後成長──トラウマを超えて』（pp. 2-9）金子書房

厚生労働省 (2002).「『国際生活機能分類－国際障害分類改訂版－』（日本語版）の厚生労働省ホームページ掲載について」http://www.mhlw.go.jp/houdou/2002/08/h0805-1.html

Kotov, R., Krueger, R. F., Watson, D., Achenbach, T. M., Althoff, R. R., Bagby, R. M., ... & Zimmerman, M. (2017). The Hierarchical Taxonomy of Psychopathology

アプローチ』（pp. 57-66）遠見書房
亀岡智美 (2019).「トラウマインフォームドケアと小児期逆境体験」『精神医学』*61*(10), 1109-1115.
神庭重信 (2001).「生物進化からみたこころとその病理」『臨床精神医学』*30*(1), 17-20.
神田橋條治 (2000).「過去」『対話するふたり』（治療のこころ 巻1，pp. 54-57）花クリニック神田橋研究会
神田橋條治・兼本浩祐・熊木徹夫編 (2007).『精神科薬物療法を語ろう――精神科医からみた官能的評価』日本評論社
笠井清登 (2013).「精神医学とは何か」中山剛史・信原幸弘編『精神医学と哲学の出会い――脳と心の精神病理』（pp. 30-35）玉川大学出版部
葛西真記子 (2008).「Multicultural Counseling Competencies――北米のカウンセリング心理学の立場からの multicultural competencies」『こころと文化』*7*(2), 152-158.
Kessler, R. C. (1997). The effects of stressful life events on depression. *Annual Review of Psychology*, *48*(1), 191-214.
Keyes, C. L. M., & Lopez, S. J. (2002). Toward a science of mental health: Positive directions in diagnosis and interventions. In C. R. Snyder & S. J. Lopez (Eds.), *Handbook of positive psychology* (pp. 45-59). Oxford University Press.
Kiecolt-Glaser, J. K., & Newton, T. L. (2001). Marriage and health: His and hers. *Psychological Bulletin*, *127*(4), 472-503.
Kilmer, R. P. (2006). Resilience and posttraumatic growth in children. In L. G. Calhoun & R. G. Tedeschi (Eds.), *Handbook of posttraumatic growth: Research and practice* (pp. 264-288). Lawrence Erlbaum Associates.
木村敏 (1997).「【精神医学の対立点　操作診断の功罪】操作診断の問題点――人間学的精神医学の立場から（解説／特集）」『精神神経学雑誌』*99*(10), 746-749.
Kirmayer, L. J. (1997).「社会ならびに文化からみた身体化――研究から臨床実践まで」『心身医学』*37*(5), 311-319.
Kirmayer, L. J., & Weiss, M. G. (1997). Cultural considerations on somatoform disorders. In T. A. Widiger, A. J. Frances, H. A. Pincus, R. Ross, M. B. First, & W.

Annual Review of Clinical Psychology, 6, 155-179.
井原裕 (2011).「双極性障害と疾患喧伝（disease mongering）」『精神神経学雑誌』*113*(12), 1218-1225.
井原裕 (2016).「精神医学と疾患喧伝」石原孝二・河野哲也・向谷地生良編『精神医学と当事者』（シリーズ精神医学の哲学 3, pp. 62-80）東京大学出版会
池田光穂・奥野克巳編 (2007).『医療人類学のレッスン —— 病いをめぐる文化を探る』学陽書房
石垣琢麿 (2015).「心理的障害の見取り図」丹野義彦・石垣琢麿・毛利伊吹・佐々木淳・杉山明子『臨床心理学』（New Liberal Arts Selections, pp. 387-411）有斐閣
石原孝二 (2014).「精神医学における記述的方法と『機能不全』モデル —— 精神障害概念と『自然種』」『科学哲学』*47*(2), 17-32.
石原孝二 (2016).「総論 —— 精神医学の科学と哲学」石原孝二・信原幸弘・糸川昌成編『精神医学の科学と哲学』（シリーズ精神医学の哲学 1, pp. 3-36）東京大学出版会
伊角彩・土井理美・藤原武男 (2019).「小児期逆境体験の影響に関する疫学研究」『精神医学』*61*(10), 1179-1185.
伊藤良子 (1992).「心理療法過程と治療的変化の諸相」『心理臨床学大辞典』（pp. 200-204）培風館
岩井阿礼 (2015).「ギラン・バレー症候群の障害受容」田島明子編『障害受容からの自由 —— あなたのあるがままに』（pp. 18-35）シービーアール
岩壁茂・福島哲夫・伊藤絵美 (2013).『臨床心理学入門 —— 多様なアプローチを越境する』有斐閣
ジャン, K. L., 安藤寿康・大野裕監訳 (2007).『精神疾患の行動遺伝学 —— 何が遺伝するのか』有斐閣
抱井尚子 (2015).『混合研究法入門 —— 質と量による統合のアート』医学書院
抱井尚子 (2016).「ミックスト・メソッズ・ストーリー —— 調査者と混合研究法の相互作用を振り返る」日本混合研究法学会監修, 抱井尚子・成田慶一編『混合研究法への誘い —— 質的・量的研究を統合する新しい実践研究

pathology. *Psychological Inquiry, 27*(1), 1-17.

Hays-Grudo, J., & Morris, A. S. (2020). *Adverse and protective childhood experiences: A developmental perspective*. American Psychological Association.

Heidenreich, T., Noyon, A., Worrell, M., & Menzies, R. (2021). Existential approaches and cognitive behavior therapy: Challenges and potential. *International Journal of Cognitive Therapy, 14*(1), 209-234.

ヘルマン，C. G.，辻内琢也監訳責任 (2018).『ヘルマン医療人類学 ── 文化・健康・病い』金剛出版

ヒンショー，S. P.，石垣琢麿監訳，柳沢圭子訳 (2017).『恥の烙印 ── 精神的疾病へのスティグマと変化への道標』金剛出版

平石界 (2011).「生物・進化理論との関係でみた研究法」日本発達心理学会編，岩立志津夫・西野泰広責任編集『研究法と尺度』（発達科学ハンドブック 2，pp. 186-196）新曜社

Hiraishi, K., Yamagata, S., Shikishima, C., & Ando, J. (2008). Maintenance of genetic variation in personality through control of mental mechanisms: A test of trust, extraversion, and agreeableness. *Evolution and Human Behavior*, *29*(2), 79-85.

Hoffman, L., Johnson, E., Foster, M., & Wright, E. (2010). What happens when you die? Three-to-four-year-olds chatting about death. In S. Akhtar (Ed.), *The wound of mortality: Fear, denial, and acceptance of death* (pp. 97-106). Aronson.

House, J. S. (1981). *Work stress and social support*. Addison-Wesley.

House, J. S., Landis, K. R., & Umberson, D. (1988). Social relationships and health. *Science*, *241*(4865), 540-545.

堀弘明・金吉晴 (2022).「認知と炎症に着目した PTSD の遺伝学的検討」『日本生物学的精神医学会誌』*33*(1), 10-15.

Hughes, K., Bellis, M. A., Hardcastle, K. A., Sethi, D., Butchart, A., Mikton, C., ... & Dunne, M. P. (2017). The effect of multiple adverse childhood experiences on health: A systematic review and meta-analysis. *The Lancet Public Health*, *2*(8), e356-e366.

Hunt, H. F., & Thetford, W. N. (1965). Journal of abnormal psychology. *American Psychologist*, *20*(9), 715-716.

Hyman, S. E. (2010). The diagnosis of mental disorders: The problem of reification.

122(2), 135-143.

深尾憲二朗 (2017).『精神病理学の基本問題』日本評論社

ガミー，N.，山岸洋・和田央・村井俊哉訳 (2012).『現代精神医学のゆくえ――バイオサイコソーシャル折衷主義からの脱却』みすず書房

Goffman, E. (2009). *Stigma: Notes on the management of spoiled identity*. Simon and Schuster.

グレイ，C.，服巻智子訳 (2006).『お母さんと先生が書く ソーシャルストーリー™――新しい判定基準とガイドライン』クリエイツかもがわ

グレイ，J. A. M.，斉尾武郎監訳 (2004).『患者は何でも知っている――EBM時代の医師と患者』中山書店

Groopman, J.・Hartzband, P.，堀内志奈訳 (2013).『決められない患者たち』医学書院）

Guyatt, G. (1991). Evidence-based medicine. *ACP Journal Club*, *114*(suppl. 2), A-16.

Hacking, I. (1998). *Rewriting the soul: Multiple personality and the sciences of memory*. Princeton University Press.

Hamasaki, Y., Pionnié-Dax, N., Dorard, G., Tajan, N., & Hikida, T. (2022). Preliminary study of the social withdrawal (hikikomori) spectrum in French adolescents: Focusing on the differences in pathology and related factors compared with Japanese adolescents. *BMC Psychiatry*, *22*(1), Article 477.

Hanson, J. L., Nacewicz, B. M., Sutterer, M. J., Cayo, A. A., Schaefer, S. M., Rudolph, K. D., ... & Davidson, R. J. (2015). Behavioral problems after early life stress: Contributions of the hippocampus and amygdala. *Biological Psychiatry*, *77*(4), 314-323.

長谷川眞理子 (2002).『生き物をめぐる４つの「なぜ」』集英社

長谷川寿一・長谷川眞理子 (2000).『進化と人間行動』東京大学出版会

橋本亮太・山森英長・安田由華・藤本美智子・工藤紀子・畦地裕統・池田学 (2018).「Research Domain Criteria（RDoC）プロジェクトの概念」『精神医学』*60*(1), 9-16.

Haslam, N. (2005). Dimensions of folk psychiatry. *Review of General Psychology*, *9*(1), 35-47.

Haslam, N. (2016). Concept creep: Psychology's expanding concepts of harm and

Landy (Ed.), *Culture, disease and healing: Studies in medical anthropology* (pp. 358-367). Macmillan.

Engel, G. L. (1977). The need for a new medical model: A challenge for biomedicine. *Science, 196*(4286), 129-136.

Engel, G. L. (1980). The clinical application of the biopsychosocial model. *American Journal of Psychiatry, 137*(5), 535-544.

Etkin, A., Egner, T., & Kalisch, R. (2011). Emotional processing in anterior cingulate and medial prefrontal cortex. *Trends in Cognitive Sciences, 15*(2), 85-93.

Faulkner, A., & Thomas, P. (2002). User-led research and evidence-based medicine. *The British Journal of Psychiatry, 180*(1), 1-3.

ファヴァ，G. A.，堀越勝監修，杉浦義典・竹林由武監訳 (2018).『ウェルビーイング療法――治療マニュアルと事例に合わせた使い方』星和書店

Fava, G. A., Rafanelli, C., Cazzaro, M., Conti, S., & Grandi, S. (1998). Well-being therapy. A novel psychotherapeutic approach for residual symptoms of affective disorders. *Psychological Medicine, 28*(2), 475-480.

Fava, G. A., Ruini, C., Rafanelli, C., Finos, L., Salmaso, L., Mangelli, L., & Sirigatti, S. (2004). Well-being therapy of generalized anxiety disorder. *Psychotherapy and Psychosomatics, 74*(1), 26-30.

Ferguson, C. K., & Kelley, H. H. (1964). Significant factors in overevaluation of own-group's product. *The Journal of Abnormal and Social Psychology, 69*(2), 223-228.

フランセス，A.，大野裕・青木創訳 (2013).『〈正常〉を救え――精神医学を混乱させるDSM-5への警告』講談社

フランセス，A.，大野裕・中川敦夫・柳沢圭子訳 (2014).『精神疾患診断のエッセンス――DSM-5の上手な使い方』金剛出版

フランクル，V. E.，大澤博訳 (1979).『意味への意志――ロゴセラピィの基礎と適用』ブレーン出版

Frazier, P., Tennen, H., Gavian, M., Park, C., Tomich, P., & Tashiro, T. (2009). Does self-reported posttraumatic growth reflect genuine positive change? *Psychological Science, 20*(7), 912-919.

藤澤隆史・島田浩二・滝口慎一郎・友田明美 (2020).「児童期逆境体験（ACE）が脳発達に及ぼす影響と養育者支援への展望」『精神神経学雑誌』

Cobb, S. (1976). Social support as a moderator of life stress. *Psychosomatic Medicine*, *38*(5), 300-314.

Cohen, S., Doyle, W. J., Skoner, D. P., Rabin, B. S., & Gwaltney, J. M., Jr. (1997). Social ties and susceptibility to the common cold. *JAMA*, *277*(24), 1940-1944.

Compare, A., Zarbo, C., Manzoni, G. M., Castelnuovo, G., Baldassari, E., Bonardi, A., ... & Romagnoni, C. (2013). Social support, depression, and heart disease: A ten year literature review. *Frontiers in Psychology*, *4*, Article 384.

Cooper, J. E., Kendell, R. E., Gurland, B. J., Shape, L., Copeland, J. R. M., & Simon, R. (1972). *Psychiatric diagnosis in New York and London*. Oxford University Press.

Cooper, M. (2003). *Existential therapies*. Sage.

Cooper, M., & Norcross, J. C. (2016). A brief, multidimensional measure of clients' therapy preferences: The Cooper-Norcross Inventory of Preferences (C-NIP). *International Journal of Clinical and Health Psychology*, *16*(1), 87-98.

クーパー，R.，伊勢田哲治・村井俊哉監訳 (2015).『精神医学の科学哲学』名古屋大学出版会

Corrigan, P. W., & Watson, A. C. (2002). Understanding the impact of stigma on people with mental illness. *World Psychiatry*, *1*(1), 16-20.

カミングス，E. M.・デイヴィーズ，P. T.・キャンベル，S. B.，菅原ますみ監訳 (2006).『発達精神病理学 ── 子どもの精神病理の発達と家族関係』ミネルヴァ書房

デーヴィドソン，M.，鞠子英雄・酒井孝正訳 (2000).『越境する巨人 ベルタランフィ ── 一般システム論入門』海鳴社

De La Cancela, V., Guarnaccia, P. J., & Carillo, E. (1986). Psychosocial distress among Latinos: A critical analysis of ataques de nervios. *Humanity and Society*, *10*, 431-447.

Diener, E. (1984). Subjective well-being. *Psychological Bulletin, 95*(3), 542-575.

Diener, E., Oishi, S., & Lucas, R. E. (2003). Personality, culture, and subjective well-being: Emotional and cognitive evaluations of life. *Annual Review of Psychology*, *54*(1), 403-425.

Durkheim, E. (1951). *Suicide*. Free Press. (Original work published 1897)

Edgerton, R. B. (1977). Conceptions of psychosis in four East African societies. In D.

Brewer, M. B., & Kramer, R. M. (1986). Choice behavior in social dilemmas: Effects of social identity, group size, and decision framing. *Journal of Personality and Social Psychology*, *50*(3), 543-549.

Brown, G. W., Birley, J. L., & Wing, J. K. (1972). Influence of family life on the course of schizophrenic disorders: A replication. *British Journal of Psychiatry*, *121*(562), 241-258.

Brown, G. W., Harris, T. O., & Hepworth, C. (1995). Loss, humiliation and entrapment among women developing depression: A patient and non-patient comparison. *Psychological Medicine*, *25*(1), 7-21.

Buchwald, A. M. (1981). The 75th anniversary of the Journal of Abnormal Psychology: An editorial [Editorial]. *Journal of Abnormal Psychology*, *90*(2), 93-98.

Calhoun, L. G., & Tedeschi, R. G. (Eds.). (2006). *Handbook of posttraumatic growth: Research and practice*. Routledge.

Cassel, J. (1976). The contribution of the social environment to host resistance: The Fourth Wade Hampton Frost Lecture. *American Journal of Epidemiology*, *104*(2), 107-123.

Chambless, D. L., & Hollon, S. D. (1998). Defining empirically supported therapies. *Journal of Consulting and Clinical Psychology*, *66*(1), 7-18.

Charnov, E. L. (1976). Optimal foraging, the marginal value theorem. *Theoretical Population Biology*, *9*(2), 129-136.

Cicchetti, D., & Lynch, M. (1993). Toward an ecological/transactional model of community violence and child maltreatment: Consequences for children's development. *Psychiatry*, *56*(1), 96-118.

Cicchetti, D., & Rogosch, F. A. (1996). Equifinality and multifinality in developmental psychopathology. *Development and Psychopathology*, *8*(4), 597-600.

Cicchetti, D., Rogosch, F. A., & Toth, S. L. (2006). Fostering secure attachment in infants in maltreating families through preventive interventions. *Development and Psychopathology*, *18*(3), 623-649.

Clark, L. A., & Watson, D. (1991). Tripartite model of anxiety and depression: Psychometric evidence and taxonomic implications. *Journal of Abnormal Psychology*, *100*(3), 316-336.

綾屋紗月・熊谷晋一郎 (2010).『つながりの作法── 同じでもなく違うでもなく』NHK 出版

Barlow, D. H., & Durand, V. M. (2014). *Abnormal psychology: An integrative approach* (7th ed.). Cengage Learning.

Baron-Cohen, S. (1997). *Mindblindness: An essay on autism and theory of mind*. The MIT Press.

Baron-Cohen, S., Wheelwright, S., Skinner, R., Martin, J., & Clubley, E. (2001). The autism-spectrum quotient (AQ): Evidence from Asperger syndrome/high-functioning autism, malesand females, scientists and mathematicians. *Journal of Autism and Developmental Disorders, 31*(1), 5-17.

Bateson, M., Brilot, B., & Nettle, D. (2011). Anxiety: An evolutionary approach. *The Canadian Journal of Psychiatry, 56*(12), 707-715.

ビーチャム，T. L.・チルドレス，J. F.，立木教夫・足立智孝監訳 (2009).『生命医学倫理〔第 5 版〕』麗澤大学出版会

Bennet-Levy, J., Thwaites, R., Haarhoff, B., & Perry, H. (2015). *Experiencing CBT from the inside out: A self-practice/self-reflection workbook for therapists*. Guilford Press.（佐々木淳監訳，伊藤絵美・丹野義彦日本語版シリーズ監修，2021『体験的 CBT ── 〈実践から内省への自己プログラム〉ワークブック』岩崎学術出版社）

Berkman, L. F., & Syme, S. L. (1979). Social networks, host resistance, and mortality: A nine-year follow-up study of Alameda County residents. *American Journal of Epidemiology, 109*(2), 186-204.

Berry, J. W., Kim, U., Power, S., Young, M., & Bujaki, M. (1989). Acculturation attitudes in plural societies. *Applied Psychology: An International Review, 38*(2), 185-206.

Breslau, N., Davis, G. C., & Andreski, P. (1995). Risk factors for PTSD-related traumatic events: A prospective analysis. *The American Journal of Psychiatry, 152*(4), 529-535.

Breslau, N., Kessler, R. C., Chilcoat, H. D., Schultz, L. R., Davis, G. C., & Andreski, P. (1998). Trauma and posttraumatic stress disorder in the community: The 1996 Detroit Area Survey of Trauma. *Archives of General Psychiatry, 55*(7), 626-632.

文　献

阿部裕・長澤想宇 (2018).「21 世紀の多文化間精神医学」『臨床精神医学』*47*(2), 193-200.

Allport, G. W. (1938). An editorial. *The Journal of Abnormal and Social Psychology*, *33*(1), 3-13.

Allport, F. H., & Prince, M. (1921). Editorial assnouncement. *Journal of Abnormal Psychology and Social Psychology*, *16*(1), 1-5.

American Psychiatric Association. (2000). *Diagnostic and statistical manual of mental disorders* (4th ed., text revision). Author.

American Psychiatric Association. (2013). *Diagnostic and statistical manual of mental disorders* (5th ed.). Author.

American Psychiatric Association (2015). Choosing Wisely. https://www.psychiatry.org/psychiatrists/practice/quality-improvement/choosing-wisely

American Psychiatric Association. (2022). *Diagnostic and statistical manual of mental disorders* (5th ed, text revision). Author.（日本精神神経学会日本語版用語監修, 高橋三郎・大野裕監訳, 2023『DSM-5-TR 精神疾患の診断・統計マニュアル』医学書院）

Anderson, C. M., Hogarty, G. E., & Reiss, D. J. (1980). Family treatment of adult schizophrenic patients: A psycho-educational approach. *Schizophrenia Bulletin*, *6*(3), 490-505.

青木省三 (2012a).『僕のこころを病名で呼ばないで――思春期外来から見えるもの』筑摩書房

青木省三 (2012b).『ぼくらの中の発達障害』筑摩書房

APA Presidential Task Force on Evidence-Based Practice (2006). Evidence-based practice in psychology. *The American Psychologist*, *61*(4), 271-285.

有村達之 (2021).「適応」子安増生・丹野義彦・箱田裕司監修『現代心理学辞典』(pp. 545-546) 有斐閣

や行

ら行

わ行

ま行

た行

な行

は行

さ行

人名索引

あ行

か行

わ行

ま行

や行

ら行

な行

は行

た行

さ行

か行

あ行

事項索引

アルファベット

著者紹介

佐々木 淳

博士（学術），臨床心理士，公認心理師。

島根県出身。京都大学文学部卒業。東京大学大学院総合文化研究科博士課程修了。日本学術振興会特別研究員，東京大学駒場学生相談所非常勤講師，McGill 大学医学部多文化精神医学教室客員研究員，大阪大学大学院人間科学研究科専任講師，准教授を経て，現在同大学院教授。

おもな著作・論文に『大学生における自我漏洩感の心理学的研究 ── 認知行動療法の視点から』（風間書房, 2011 年），『臨床心理学』（共著, New Liberal Arts Selection，有斐閣，2015 年），『双極性障害のための認知行動療法ポケットガイド』（監訳，金剛出版，2016 年），『体験的 CBT ── 〈実践から内省への自己プログラム〉ワークブック』（監訳，岩崎学術出版社，2021 年），Two cognitions observed in Taijin-Kyofusho and social anxiety symptoms（共著, *Psychological Reports*, 2006 年）, The recognized benefits of negative thinking/affect in depression and anxiety: Developing a scale（共著，*Japanese Psychological Research*, 2013 年）, Understanding egorrhea from cultural-clinical psychology（共著, *Frontiers in Psychology*, 2013 年），Developing and validating the Japanese version of the Referential Thinking Scale: A cross-sectional study（共著，*PLoS ONE*, 2023 年）などがある。

HP は https://researchmap.jp/jun_sasaki/

こころのやまいのとらえかた

2024年4月1日　第1刷発行

著　者　佐々木 淳
発行者　櫻井 堂雄
発行所　株式会社ちとせプレス
〒157-0062
東京都世田谷区南烏山5-20-9-203
電話　03-4285-0214
http://chitosepress.com
装　幀　野田 和浩
印刷・製本　中央精版印刷株式会社

ISBN 978-4-908736-36-0　C1011